Rudolf Steiner Taschenbücher
aus dem Gesamtwerk

Rudolf Steiner

Die Erziehung des Kindes

vom Gesichtspunkte der Geisteswissenschaft

Aufsatz 1907

Die Methodik des Lehrens

und die Lebensbedingungen des Erziehens

Fünf Vorträge, gehalten in Stuttgart
vom 8. bis 11. April 1924, und ein Bericht
über die Stuttgarter Erziehungstagung

RUDOLF STEINER VERLAG

Herausgegeben von der Rudolf Steiner Nachlassverwaltung
Die Herausgabe besorgte Walter Kugler

Ungekürzte Texte nach folgenden Bänden
der Rudolf Steiner Gesamtausgabe:
Lucifer–Gnosis (GA 34)
Die Methodik des Lehrens (GA 308)

Bibliographische Angaben siehe Seite 163

Taschenbuchausgabe

1.–25. Tsd. Stuttgart 1961
26.–32. Tsd. Dornach 1987
33.–42. Tsd. Dornach 1990
43.–48. Tsd. Dornach 1996
49.–53. Tsd. Dornach 2004

Zeichen auf dem Umschlag und Titelblatt von Rudolf Steiner

Printed in Germany by Clausen & Bosse, Leck

ISBN 3-7274-6580-8

ZU DIESER AUSGABE

Die im Jahre 1919 von Rudolf Steiner und Emil Molt in Stuttgart begründete Freie Waldorfschule wurde zum Ausgangspunkt für eine heute weltweite Schulbewegung. Die ihr zugrundeliegenden Ideen lassen sich im Wirken Steiners jedoch schon viel früher ausmachen. Bereits im Jahre 1884 forderte er die Befreiung des Erziehungswesens von jeglicher staatlicher Bevormundung. Daß die Stuttgarter Waldorfschule als nicht-staatliche Einrichtung, als «Schule in freier Trägerschaft» gegründet wurde, war die konsequente Folge dieses Gedankens.

In den Jahren 1906 und 1907 sprach Rudolf Steiner in mehreren öffentlichen Vorträgen über Erziehungsfragen, wobei die Gewichtung nun mehr und mehr auf der Darstellung einer geisteswissenschaftlichen Menschenkunde lag. In dem 1907 erschienenen Aufsatz «Die Erziehung des Kindes vom Gesichtspunkte der Geisteswissenschaft», der in konzentrierter Form die damals behandelten Vortragsinhalte wiedergibt, beschreibt er die verschiedenen Phasen in der Entwicklung des Kindes und richtet dann den Blick auf die hieraus für Eltern und Erzieher ablesbaren pädagogischen Aufgabenstellungen.

Auch die anschließenden fünf Vorträge, die innerhalb einer großen öffentlichen Erziehungstagung in Stuttgart gehalten wurden, richten sich an den Erziehenden im weitesten Sinne. Menschenkundliche Fragen einerseits und das Verhältnis des Erziehenden zum Kinde andererseits bilden hier die Schwerpunkte.

Die in diesem Band vereinigten Ausführungen Rudolf Steiners können zum einen dem Pädagogen eine wesentliche Hilfe in bezug auf das Erkennen wichtiger Schritte in der Entwicklung des Kindes und das von ihm zu gestaltende Verhältnis zu den ihm anvertrauten Schülern sein, zum andern beinhalten sie eine Fülle von Anregungen für jeden, der sich tiefer mit erzieherischen Fragestellungen auseinandersetzen möchte.

INHALT

Die Erziehung des Kindes vom Gesichtspunkte der Geisteswissenschaft

Aufsatz 1907

Die Methodik des Lehrens und die Lebensbedingungen des Erziehens

DIE ERZIEHUNG DES KINDES VOM GESICHTSPUNKTE DER GEISTESWISSENSCHAFT

ANMERKUNG

Diese Betrachtung wurde von mir an verschiedenen Orten Deutschlands als Vortrag gehalten. Da von vielen Seiten der Wunsch geäußert worden ist, die Sache auch im Druck zu haben, erscheint sie hier zur Abhandlung umgearbeitet.
Man berücksichtige die am Schlusse beigefügten Anmerkungen [S. 52 und 53], auf welche durch entsprechende Zahlen in den Ausführungen verwiesen ist.

Dr. Rudolf Steiner (1907)

DIE ERZIEHUNG DES KINDES
VOM GESICHTSPUNKTE DER GEISTESWISSENSCHAFT

Das gegenwärtige Leben stellt mancherlei in Frage, was der Mensch von seinen Vorfahren ererbt hat. Deshalb zeitigt es so viele «Zeitfragen» und «Zeitforderungen». Was für «Fragen» durchschwirren doch heute die Welt: die soziale Frage, die Frauenfrage, die Erziehungs- und Schulfragen, die Rechtsfragen, die Gesundheitsfragen usw. usw. Mit den mannigfaltigsten Mitteln sucht man diesen Fragen beizukommen. Die Zahl derer, welche mit diesem oder jenem Rezepte auftauchen, um diese oder jene Frage zu «lösen», oder wenigstens etwas zu ihrer Lösung beizutragen, ist eine unermeßlich große. Und alle möglichen Schattierungen in der menschlichen Stimmung machen sich dabei geltend: der Radikalismus, der sich revolutionär gebärdet, die gemäßigte Stimmung, welche, mit Achtung des Bestehenden, ein Neues daraus entwickeln möchte, und der Konservativismus, der sogleich in Aufregung gerät, wenn irgend etwas von alten Einrichtungen und Traditionen angetastet wird. Und neben diesen Hauptstimmungen treten alle möglichen Zwischenstufen auf.

Wer einen tieferen Blick ins Leben zu werfen vermag, der wird sich allen diesen Erscheinungen gegenüber eines Gefühls nicht erwehren können. Es besteht darinnen, daß unsere Zeit den Anforderungen, welche an die Menschen gestellt werden, vielfach mit unzulänglichen Mitteln gegenübertritt. Viele möchten das Leben reformieren, ohne es in seinen Grundlagen wirklich zu kennen. Wer Vorschläge machen will, wie es in der Zukunft geschehen soll, der darf sich nicht damit begnügen, das Leben nur an seiner Oberfläche kennenzulernen. Er muß es in seinen Tiefen erforschen.

Das ganze Leben ist wie eine Pflanze, welche nicht nur das enthält, was sie dem Auge darbietet, sondern auch noch einen Zukunftszustand in ihren verborgenen Tiefen birgt. Wer eine Pflanze vor sich hat, die erst Blätter trägt, der weiß ganz gut, daß nach einiger Zeit an dem blättertragenden Stamm auch Blüten und Früchte sein werden. Und im Verborgenen enthält schon jetzt diese Pflanze die Anlagen zu diesen Blüten und Früchten. Wie aber soll jemand sagen können, wie diese Organe aussehen werden, der nur das an der Pflanze erforschen wollte, was sie gegenwärtig dem Auge darbietet. Nur der kann es, der sich mit dem *Wesen* der Pflanze bekannt gemacht hat.

Auch das ganze menschliche Leben enthält die Anlagen seiner Zukunft in sich. Um aber über diese Zukunft etwas sagen zu können, muß man in die verborgene Natur des Menschen eindringen. Unsere Zeit hat aber dazu keine rechte Neigung. Sie beschäftigt sich mit dem, was an der Oberfläche erscheint und glaubt ins Unsichere zu kommen, wenn sie zu demjenigen vordringen soll, das sich der äußeren Beobachtung entzieht. Bei der Pflanze ist die Sache allerdings wesentlich einfacher. Der Mensch weiß, daß ihresgleichen so und so oft Blüten und Früchte getragen haben. Das Menschenleben ist nur einmal vorhanden; und die Blüten, welche es in der Zukunft tragen soll, waren noch nicht da. Dessenungeachtet sind sie im Menschen ebenso als Anlagen vorhanden wie die Blüten in einer gegenwärtig erst blättertragenden Pflanze.

Und es gibt eine Möglichkeit, über diese Zukunft etwas zu sagen, wenn man unter die Oberfläche der Menschennatur bis zu ihrem Wesen vordringt. Die verschiedenen Reformideen der Gegenwart können erst wirklich fruchtbar und praktisch werden, wenn sie aus einer solchen tiefen Erforschung des Menschenlebens heraus gemacht werden.

Die Aufgabe, eine das Wesen des Menschenlebens umfassende praktische Weltauffassung zu geben, muß ihrer ganzen

Anlage nach die Geisteswissenschaft haben. Ob das, was heute vielfach so genannt wird, berechtigt ist, einen solchen Anspruch zu erheben, darauf kommt es nicht an. Es handelt sich vielmehr um das Wesen der Geisteswissenschaft, und darum, was sie diesem Wesen nach sein *kann*. Nicht eine graue Theorie soll sie sein, welche der bloßen Erkenntnisneugierde entgegenkommt, und auch nicht ein Mittel für einige Menschen, welche aus Selbstsucht für *sich* eine höhere Stufe der Entwickelung haben möchten. Sie *kann* sein ein Mitarbeiter an den wichtigsten Aufgaben der gegenwärtigen Menschheit, an der Entwickelung zu deren Wohlfahrt[1].

Sie wird allerdings damit rechnen müssen, mancherlei Anfechtungen und Zweifel zu erfahren, wenn sie sich gerade eine solche Mission zuerkennt. Radikale und Gemäßigte, sowie Konservative auf allen Gebieten des Lebens werden ihr solche Zweifel entgegenbringen müssen. Denn sie wird es zunächst keiner Partei recht machen können, weil ihre Voraussetzungen weit jenseits alles Parteigetriebes liegen.

Diese Voraussetzungen wurzeln nämlich einzig und allein in der wahren Lebenserkenntnis. Wer das Leben erkennt, der wird nur aus dem Leben selbst heraus sich seine Aufgaben stellen können. Er wird keine Willkürprogramme aufstellen; denn er weiß, daß in der Zukunft keine anderen Grundgesetze des Lebens herrschen werden als in der Gegenwart. Der Geistesforschung wird daher notwendigerweise die Achtung vor dem Bestehenden zukommen. Mag sie in demselben noch so viel Verbesserungsbedürftiges finden: sie wird nicht ermangeln, in diesem Bestehenden selbst die Keime zur Zukunft zu sehen. Aber sie weiß auch, daß in allem Werden ein Wachsen und eine Entwikkelung ist. Deshalb werden ihr in dem Gegenwärtigen die Keime zu einer Umwandlung, zu einem Wachstum erscheinen. Sie *erfindet* keine Programme, sie liest sie ab aus dem, was ist.

1 Siehe «Einige Bemerkungen», S. 52.

Aber, was sie so liest, wird in gewissem Sinne selbst Programm, denn es trägt eben die Natur der Entwickelung in sich.

Gerade deshalb muß die geisteswissenschaftliche Vertiefung in das Wesen des Menschen die fruchtbarsten und am meisten praktischen Mittel liefern bei der Lösung der wichtigsten Lebensfragen der Gegenwart.

Hier soll dies für *eine* solche Frage gezeigt werden, für die *Erziehungsfrage.* Nicht Forderungen und Programme sollen aufgestellt, sondern die *Kindesnatur* soll einfach beschrieben werden. Aus dem Wesen des werdenden Menschen heraus werden sich wie von selbst die Gesichtspunkte für die Erziehung ergeben.

Will man dieses Wesen des *werdenden* Menschen erkennen, so muß man ausgehen von einer Betrachtung der *verborgenen* Natur des Menschen überhaupt.

Das, was die Sinnesbeobachtung am Menschen kennenlernt, und was die materialistische Lebensauffassung als das Einzige im Wesen des Menschen gelten lassen will, ist für die geistige Erforschung nur ein Teil, ein Glied der Menschennatur, nämlich sein *physischer Leib.* Dieser physische Leib unterliegt denselben Gesetzen des physischen Lebens, er setzt sich aus denselben Stoffen und Kräften zusammen wie die ganze übrige sogenannte leblose Welt. Die Geisteswissenschaft sagt daher: der Mensch habe diesen physischen Leib mit dem ganzen Mineralreich gemeinsam. Und sie bezeichnet am Menschen nur als physischen Leib, was dieselben Stoffe nach denselben Gesetzen zur Mischung, Verbindung, Gestaltung und Auflösung bringt, die auch in der mineralischen Welt als Stoffe nach eben diesen Gesetzen wirken.

Über diesen physischen Leib hinaus erkennt nun die Theosophie noch eine zweite Wesenheit im Menschen an: den Lebensleib oder Ätherleib. Der Physiker möge sich an der Bezeichnung «Ätherleib» nicht stoßen. «Äther» bezeichnet hier etwas anderes, als den hypothetischen Äther der Physik. Man nehme die Sache einfach als Bezeichnung für das hin, was in dem Folgenden beschrieben wird.

Es ist vor einiger Zeit als ein im höchsten Sinne unwissenschaftliches Beginnen aufgefaßt worden, von einem solchen «Ätherleib» zu sprechen. Am Ende des 18. und in der ersten Hälfte des 19. Jahrhunderts war es allerdings nicht «unwissenschaftlich». Da sagte man sich, die Stoffe und Kräfte, die in einem Mineral wirken, können aus sich selbst heraus nicht sich zum Lebewesen gestalten. Diesem muß noch eine besondere «Kraft» innewohnen, die man als «Lebenskraft» bezeichnete. Man stellte sich etwa vor, daß in einer Pflanze, in dem Tier, im Menschenleibe eine solche Kraft wirke und die Lebenserscheinungen hervorbringe, wie die magnetische Kraft in dem Magneten die Anziehung bewirkt. In der nachfolgenden Zeit des Materialismus ist eine solche Vorstellung beseitigt worden. Man sagte da, ein lebendiges Wesen baue sich in derselben Art auf wie ein sogenanntes lebloses; es herrschen im Organismus keine anderen Kräfte als im Mineral; sie wirken nur komplizierter; sie bauen ein zusammengesetzteres Gebilde auf. Gegenwärtig halten nur noch die starrsten Materialisten an dieser Ableugnung der «Lebenskraft» fest. Einer Reihe von Naturdenkern haben die Tatsachen gelehrt, daß man doch so etwas annehmen müsse wie Lebenskraft oder Lebensprinzip.

So kommt auf diese Art die neuere Wissenschaft in einem gewissen Sinne dem nahe, was die Geisteswissenschaft in bezug auf den Lebensleib sagt. Doch ist ein erheblicher Unterschied zwischen beiden. Die gegenwärtige Wissenschaft kommt aus den Tatsachen der sinnlichen Wahrnehmung durch Verstandeserwägungen zu der Annahme einer Art Lebenskraft. Dies ist aber nicht der Weg einer wirklichen Erforschung, von welcher die Geisteswissenschaft ausgeht, und aus deren Ergebnissen die letztere ihre Mitteilungen macht. – Es kann nicht oft genug darauf hingewiesen werden, wie sich in diesem Punkte die Geisteswissenschaft unterscheidet von der landläufigen Wissenschaft der Gegenwart. Diese betrachtet die Sinneserfahrung als die Grundlage allen Wissens, und was nicht auf dieser Grundlage aufgebaut werden kann, hält sie für nicht wißbar. Sie zieht aus den Eindrücken der Sinne Schlüsse und Folgerungen. Was aber darüber hinausgeht, das lehnt sie ab und sagt davon, es liege jenseit der Grenzen des menschlichen Erkennens. Für die Geisteswissenschaft gleicht eine solche Ansicht derjenigen eines Blinden, der nur dasjenige gelten lassen will, was man tasten kann, und was aus dem Getasteten durch Schlußfolgerung sich ergibt, und der die Aussagen der Sehenden als jenseits des menschlichen Erkenntnisvermögens ablehnt. Denn die Geisteswissenschaft zeigt, daß der Mensch entwickelungsfähig ist, daß er sich neue Welten durch Entfaltung neuer Organe erobern kann. Wie Farben und Licht um den Blinden sind, und dieser sie nur nicht wahrnehmen kann, weil er keine Organe dazu hat, so erklärt die Geisteswissenschaft: es gibt viele Welten um den Menschen herum, und dieser kann sie wahrnehmen, wenn er nur die notwendigen Organe dazu ausbildet. Wie der Blinde in eine neue Welt blickt, sobald er operiert ist, so kann der Mensch durch Entfaltung höherer Organe noch ganz andere Welten erkennen als diejenigen sind, die ihn zunächst die gewöhnlichen Sinne wahrnehmen lassen. Ob nun ein leiblich Blinder operierbar ist oder nicht, das hängt von der Beschaffenheit der Organe ab; jene höheren Organe aber, durch welche der Mensch in übergeordnete Welten eindringen kann, sind im Keime bei jedem Menschen vorhanden. Jeder kann sie entwickeln, der Geduld, Ausdauer und Energie dazu hat, jene Methoden auf sich anzuwenden, welche in den Aufsätzen: «Wie erlangt man Erkenntnisse der höheren Welten?» beschrieben worden sind[2]. So spricht die Geisteswissenschaft überhaupt nicht: der Mensch habe durch seine Organisation Grenzen der Erkenntnis; sondern sie sagt: es gibt für den Menschen diejenigen Welten, für die er Wahrnehmungsorgane hat. Sie spricht nur von den Mitteln, die jeweiligen Grenzen zu erweitern. – So stellt sie sich auch zu der Erforschung des Lebens- oder Ätherleibes und alles dessen, was in dem Folgenden noch als die höheren Glieder der Menschennatur angegeben wird. Sie gibt zu, daß der Erforschung der leiblichen Sinne nur der physische Leib zugänglich sein kann, und daß man von ihrem Gesichtspunkte aus höchstens durch Schlußfolgerungen auf einen höheren verfallen kann. Aber sie teilt mit, wie man sich eine Welt erschließen kann, in welcher diese höheren Glieder der menschlichen Natur vor dem Beobachter in ähnlicher Art auftauchen, wie vor dem operierten Blindgeborenen die Farben und das Licht der Gegenstände. Für diejenigen, welche ihre höheren Wahrnehmungsorgane entwickelt haben, ist der Äther- oder Lebensleib ein Gegenstand der Beobachtung, nicht der Verstandestätigkeit und Schlußfolgerung.

Diesen Äther- oder Lebensleib hat der Mensch mit Pflanzen und Tieren gemeinsam. Er bewirkt, daß die Stoffe und Kräfte des physischen Leibes sich zu den Erscheinungen des Wachstums, der Fortpflanzung, der inneren Bewegung der Säfte usw. gestalten. Er ist also der Erbauer und Bildner des physischen Leibes, dessen Bewohner und Architekt. Man kann daher auch den physischen Leib ein Abbild oder einen Ausdruck dieses Lebensleibes nennen. In bezug auf Form und Größe sind beide beim Menschen annähernd, doch keineswegs ganz gleich. Bei den Tieren und noch mehr bei den Pflanzen unterscheidet sich aber der Ätherleib in bezug auf die Gestalt und Ausdehnung erheblich von dem physischen Leibe.

Das dritte Glied der menschlichen Wesenheit ist der sogenannte Empfindungs- oder Astralleib. Er ist der Träger von Schmerz und Lust, von Trieb, Begierde und Leidenschaft usw.

Alles dies hat ein Wesen nicht, welches bloß aus physischem Leib und Ätherleib besteht. Man kann alles das Genannte zusammenfassen unter dem Ausdrucke: Empfindung. Die Pflanze hat nicht Empfindung. Wenn in unserer Zeit mancher Gelehrte aus der Tatsache, daß manche Pflanzen auf Reize mit Bewegungen oder in anderer Art antworten, schließt: die Pflanzen haben ein gewisses Empfindungsvermögen, so zeigt er damit bloß, daß er das Wesen der Empfindung nicht kennt. Es kommt dabei nämlich nicht darauf an, daß das betreffende Wesen eine Antwort gibt auf einen äußeren Reiz, sondern vielmehr darauf, daß der Reiz sich durch einen *inneren* Vorgang, wie Lust, oder Schmerz, Trieb, Begierde usw. abspiegelt. Hielte man dies nicht fest, so wäre man auch berechtigt, zu sagen, daß blaues Lakmuspapier eine Empfindung habe von gewissen Substanzen, weil es sich beim Berühren mit denselben rötet[3].

Den Empfindungsleib hat der Mensch nur noch mit der Tierwelt gemeinsam. Er ist also der Träger des Empfindungslebens.

Man darf nicht in den Fehler gewisser theosophischer Kreise verfallen, und sich den Äther- und Empfindungsleib einfach aus feineren Stoffen bestehend denken, als sie im physischen Leib vorhanden sind. Das hieße diese höheren Glieder der menschlichen Natur vermaterialisieren. Der Ätherleib ist eine Kraftgestalt; er besteht aus wirkenden Kräften, nicht aber aus Stoff; und der Astral- oder Empfindungsleib ist eine Gestalt aus in sich beweglichen, farbigen, leuchtenden Bildern[4].

Der Empfindungsleib ist in Form und Größe von dem physischen Leibe abweichend. Er zeigt beim Menschen die Gestalt eines länglichen Eies, in dem der physische und der Ätherleib eingebettet sind. Er ragt an allen Seiten über die beiden als eine Lichtbildgestalt hervor.

Nun hat der Mensch ein viertes Glied seiner Wesenheit, das er nicht mit anderen Erdenwesen teilt. Dieses ist der Träger des menschlichen «Ich». Das Wörtchen «Ich», wie es zum Beispiel in der deutschen Sprache angewendet wird, ist ein Name, der sich von allen anderen Namen unterscheidet. Wer über die Natur dieses Namens in zutreffender Weise nachdenkt, der eröffnet sich damit zugleich den Zugang zur Erkenntnis der menschlichen Natur. Jeden anderen Namen können alle Menschen in der gleichen Art auf das ihm entsprechende Ding anwenden. Den Tisch kann jeder «Tisch», den Stuhl ein jeder «Stuhl» nennen. Bei dem Namen «Ich» ist dies nicht der Fall. Es kann ihn keiner anwenden zur Bezeichnung eines anderen; jeder kann nur sich selbst «Ich» nennen. Niemals kann der Name «Ich» an mein Ohr klingen als Bezeichnung für *mich*. Indem der Mensch sich als «Ich» bezeichnet, muß er in sich selbst sich benennen. Ein Wesen, das zu sich «Ich» sagen kann, ist eine Welt für sich. Diejenigen Religionen, welche auf Geisteswissenschaft gebaut sind, haben das immer empfunden. Sie haben daher gesagt: Mit dem «Ich» beginne der «Gott», der sich bei niedrigeren Wesen nur von außen in den Erscheinungen der Umgebung offenbart, *im Innern* zu sprechen. Der Träger der hier geschilderten Fähigkeit ist nun der «Ich-Leib», das vierte Glied der menschlichen Wesenheit[5].

Dieser «Ich-Leib» ist der Träger der höheren Menschenseele. Durch ihn ist der Mensch die Krone der Erdenschöpfung. Das «Ich» ist aber in dem gegenwärtigen Menschen keineswegs eine einfache Wesenheit. Man kann seine Natur erkennen, wenn man die Menschen verschiedener Entwickelungsstufen miteinander vergleicht. Man blicke auf den ungebildeten Wilden und den europäischen Durchschnittsmenschen, und vergleiche diesen wieder mit einem hohen Idealisten. Sie haben alle die Fähigkeit, zu sich «Ich» zu sagen; der «Ich-Leib» ist bei allen vorhanden. Der ungebildete Wilde folgt aber seinen Leidenschaften, Trieben und Begierden mit diesem «Ich» fast wie das Tier. Der höher Entwickelte sagt sich gegenüber gewissen

Neigungen und Lüsten: diesen darfst du folgen, andere zügelt er und unterdrückt sie. Der Idealist hat zu den ursprünglichen Neigungen und Leidenschaften höhere hinzugebildet. Dies ist alles dadurch geschehen, daß das «Ich» an den andern Gliedern der menschlichen Wesenheit gearbeitet hat. Ja darinnen liegt gerade die Aufgabe des «Ich», daß es die anderen Glieder von sich aus veredelt und läutert.

So sind bei demjenigen Menschen, der hinausgelangt ist über den Zustand, in den ihn die äußere Welt versetzt hat, die niederen Glieder unter dem Einfluß des Ich mehr oder weniger verändert worden. In dem Zustande, in dem sich der Mensch über das Tier eben erhebt, indem sein «Ich» aufblitzt, gleicht er in bezug auf die niederen Glieder noch dem Tiere. Sein Äther- oder Lebensleib ist lediglich der Träger der lebendigen Bildungskräfte, des Wachstums und der Fortpflanzung. Sein Empfindungsleib drückt nur solche Triebe, Begierden und Leidenschaften aus, welche durch die äußere Natur angeregt werden. Indem der Mensch von dieser Bildungsstufe aus durch die aufeinanderfolgenden Leben oder Verkörperungen zu immer höherer Entwickelung sich hindurchringt, arbeitet sein Ich die anderen Glieder um. So wird der Empfindungsleib der Träger geläuterter Lust- und Unlustgefühle, verfeinerter Wünsche und Begierden. Und auch der Äther- oder Lebensleib gestaltet sich um. Er wird der Träger der Gewohnheiten, der bleibenden Neigungen, des Temperamentes und des Gedächtnisses. Ein Mensch, dessen Ich noch nicht gearbeitet hat an seinem Lebensleib, hat keine Erinnerung an die Erlebnisse, die er macht. Er lebt sich so aus, wie es die Natur ihm eingepflanzt hat.

Die ganze Kulturentwickelung drückt sich für den Menschen in solcher Arbeit des Ich an seinen untergeordneten Gliedern aus. Diese Arbeit geht bis in den physischen Leib hinunter. Unter dem Einflusse des Ich ändert sich die Physiognomie, ändern sich die Gesten und Bewegungen, das ganze Aussehen des physischen Leibes.

Man kann auch unterscheiden, wie die verschiedenen Kultur- und Bildungsmittel auf die einzelnen Glieder der menschlichen Wesenheit verschieden wirken. Die gewöhnlichen Kulturfaktoren wirken auf den Empfindungsleib; sie bringen diesem andere Arten von Lust und Unlust, von Trieben usw. bei, als er vom Ursprunge aus hatte. Die Versenkung in die Werke der Kunst wirkt auf den Ätherleib. Indem der Mensch durch das Kunstwerk die Ahnung eines Höheren, Edleren erhält als das ist, was die Sinnesumgebung darbietet, gestaltet er seinen Lebensleib um. Ein mächtiges Mittel zur Läuterung und Veredelung des Ätherleibes ist die Religion. Die religiösen Impulse haben dadurch ihre großartige Mission in der Menschheitsentwickelung.

Das, was man Gewissen nennt, ist nichts anderes als das Ergebnis der Arbeit des Ich an dem Lebensleib durch eine Reihe von Verkörperungen hindurch. Wenn der Mensch einsieht, daß er dies oder jenes nicht tun soll, und wenn durch diese Einsicht ein so starker Eindruck auf ihn gemacht wird, daß sich dieser bis in seinen Ätherleib fortpflanzt, so entsteht eben das Gewissen.

Nun kann diese Arbeit des «Ich» an den untergeordneten Gliedern entweder eine solche sein, die mehr dem ganzen Menschengeschlechte eigen ist, oder sie kann ganz individuell eine Leistung des einzelnen Ich an sich selbst sein. An der ersteren Umwandlung des Menschen arbeitet gewissermaßen die ganze menschliche Gattung mit; die letztere muß auf der eigensten Tätigkeit des Ich beruhen. Wenn nun das «Ich» so stark wird, daß es nur durch die eigenste Kraft den Empfindungsleib umarbeitet, so nennt man dasjenige, was das Ich auf diese Art aus diesem Empfindungs- oder Astralleibe macht: das Geistselbst (oder mit einem morgenländischen Ausdrucke:

Manas). Diese Umgestaltung beruht im wesentlichen auf einem Lernen, auf einem Bereichern des Innern mit höheren Ideen und Anschauungen. – Es kann aber das Ich noch zu einer höheren ureigensten Arbeit an der eigenen Wesenheit des Menschen kommen. Dies geschieht, wenn nicht bloß der Astralleib bereichert, sondern der Äther- oder Lebensleib umgestaltet wird. Der Mensch lernt so manches im Leben; und wenn er von irgendeinem Punkte aus auf dieses Leben zurückblickt, so kann er sich sagen: ich habe vieles gelernt; aber er wird in einem viel geringeren Maße von einer Umwandlung von Temperament, Charakter, von einem Besser- oder Schlechterwerden des Gedächtnisses während des Lebens sprechen können. Das Lernen betrifft den Astralleib; die letzteren Umwandlungen dagegen betreffen den Äther- oder Lebensleib. Es ist daher kein unzutreffendes Bild, wenn man die Veränderung des Astralleibes im Leben mit dem Gang des Minutenzeigers der Uhr, die Umwandlung des Lebensleibes mit demjenigen des Stundenzeigers vergleicht.

Wenn der Mensch in die höhere oder sogenannte Geheimschulung eintritt, so kommt es vor allem darauf an, daß er diese letztere Umwandlung aus der ureigensten Macht des Ich heraus vornimmt. Er muß ganz bewußt und individuell an der Verwandlung von Gewohnheiten, Temperament, Charakter, Gedächtnis usw. arbeiten. Soviel er auf diese Art in den Lebensleib hineinarbeitet, so viel verwandelt er diesen, im Sinne der geisteswissenschaftlichen Ausdrucksweise, in Lebensgeist (oder, wie der morgenländische Ausdruck lautet, in Budhi).

Auf einer noch höheren Stufe gelangt der Mensch dazu, Kräfte zu erlangen, durch die er auf seinen physischen Leib umgestaltend wirken kann (zum Beispiel Blutkreislauf, Puls verwandeln). Soviel auf diese Art vom physischen Leib umgestaltet ist, wird Geistmensch (morgenländisch Atma) genannt.

Die Umwandlungen, welche der Mensch an seinen niederen Gliedern mehr im Sinne der ganzen menschlichen Gattung, oder eines Teiles derselben, zum Beispiel eines Volkes, Stammes, einer Familie, vollführt, führen folgende Namen in der Geisteswissenschaft. Es heißt der vom Ich aus umgewandelte Astral- oder Empfindungsleib die Empfindungsseele, der umgewandelte Ätherleib wird Verstandesseele, und der umgewandelte physische Leib Bewußtseinsseele genannt. Man darf sich aber nicht etwa vorstellen, daß die Umwandlung dieser drei Glieder nacheinander erfolge. Sie geschieht an allen drei Leibern vom Aufblitzen des Ich an gleichzeitig. Ja, die Arbeit des Ich wird dem Menschen überhaupt nicht früher deutlich wahrnehmbar, bis ein Teil der Bewußtseinsseele ausgestaltet ist.

Man sieht aus dem Vorhergehenden, daß man beim Menschen von vier Gliedern seiner Wesenheit sprechen kann: dem physischen Leib, dem Äther- oder Lebensleib, dem Astral- oder Empfindungsleib und dem Ichleib. – Empfindungsseele, Verstandesseele, Bewußtseinsseele, ja auch die noch höheren Glieder der menschlichen Natur: Geistselbst, Lebensgeist, Geistesmensch treten als Umwandlungsprodukte an diesen vier Gliedern auf. Wenn von den Trägern der Eigenschaften des Menschen die Rede ist, so kommen in der Tat nur jene vier Glieder in Betracht.

Als Erzieher arbeitet man an diesen vier Gliedern der menschlichen Wesenheit. Will man in der rechten Art arbeiten, so muß man die Natur dieser Teile des Menschen erforschen. Nun darf man sich keineswegs vorstellen, daß diese Teile sich so am Menschen entwickeln, daß sie in irgendeinem Zeitpunkte seines Lebens, etwa bei seiner Geburt, alle gleichmäßig weit wären. Ihre Entwickelung geschieht vielmehr in den verschiedenen Lebensaltern in einer verschiedenen Art. Und auf der Kenntnis dieser Entwickelungsgesetze der menschlichen Natur beruht die rechte Grundlage der Erziehung und auch des Unterrichtes.

Vor der physischen Geburt ist der werdende Mensch allseitig von einem fremden physischen Leib umschlossen. Er tritt nicht selbständig mit der physischen Außenwelt in Berührung. Der physische Leib der Mutter ist seine Umgebung. Nur dieser Leib kann auf den reifenden Menschen wirken. Die physische Geburt besteht eben darinnen, daß die physische Mutterhülle den Menschen entläßt, und daß dadurch die Umgebung der physischen Welt unmittelbar auf ihn wirken kann. Die Sinne öffnen sich der Außenwelt. Diese erhält damit den Einfluß auf den Menschen, den vorher die physische Mutterhülle gehabt hat.

Für eine geistige Weltauffassung, wie sie von der Geistesforschung vertreten wird, ist damit wohl der physische Leib geboren, noch nicht aber der Äther- oder Lebensleib. Wie der Mensch bis zu seinem Geburtszeitpunkte von einer physischen Mutterhülle, so ist er bis zur Zeit des Zahnwechsels, also etwa bis zum siebenten Jahre von einer Ätherhülle und einer Astralhülle umgeben. Erst während des Zahnwechsels entläßt die Ätherhülle den Ätherleib. Dann bleibt noch eine Astralhülle bis zum Eintritt der Geschlechtsreife[6]. In diesem Zeitpunkt wird auch der Astral- oder Empfindungsleib nach allen Seiten frei, wie es der physische Leib bei der physischen Geburt, der Ätherleib beim Zahnwechsel geworden sind.

So muß die Geisteswissenschaft von *drei Geburten* des Menschen reden. Bis zum Zahnwechsel können Eindrücke, die an den Ätherleib kommen sollen, diesen ebenso wenig erreichen, wie das Licht und die Luft der physischen Welt den physischen Leib erreichen können, solange dieser im Schoße der Mutter ruht.

Bevor der Zahnwechsel eintritt, arbeitet am Menschen nicht der freie Lebensleib. Wie im Leibe der Mutter der physische Leib die Kräfte empfängt, die nicht seine eigenen sind, und innerhalb der schützenden Hülle allmählich die eigenen entwickelt, so ist es mit den Kräften des Wachstums der Fall bis zum Zahnwechsel. Der Ätherleib arbeitet da erst die eigenen Kräfte aus im Verein mit den ererbten fremden. Während dieser Zeit des Freiwerdens des Ätherleibes ist der physische Leib aber schon selbständig. Es arbeitet der sich befreiende Ätherleib das aus, was er dem physischen Leib zu geben hat. Und der Schlußpunkt dieser Arbeit sind die eigenen Zähne des Menschen, die an die Stelle der vererbten treten. Sie sind die dichtesten Einlagerungen in dem physischen Leib, und treten daher in dieser Zeitperiode zuletzt auf.

Nach diesem Zeitpunkt besorgt das Wachstum der eigene Lebensleib allein. Allein, dieser steht jetzt noch unter dem Einflusse eines umhüllten Astralleibes. In dem Augenblicke, wo auch der Astralleib frei wird, schließt der Ätherleib eine Periode ab. Dieser Abschluß drückt sich in der Geschlechtsreife aus. Die Fortpflanzungsorgane werden selbständig, weil nunmehr der freie Astralleib nicht mehr nach innen wirkt, sondern hüllenlos der Außenwelt unmittelbar entgegentritt.

Wie man nun auf das noch ungeborene Kind nicht die Einflüsse der Außenwelt, als physische, wirken lassen kann, so sollte man auch auf den Ätherleib vor dem Zahnwechsel nicht diejenigen Kräfte wirken lassen, welche ihm dasselbe sind, wie dem physischen Leibe die Eindrücke der physischen Umgebung. Und auf den Astralleib sollte man die entsprechenden Einflüsse erst vom Augenblicke der Geschlechtsreife an spielen lassen.

Nicht allgemeine Redensarten, wie etwa «harmonische Ausbildung aller Kräfte und Anlagen» und dergleichen, können die Grundlage einer echten Erziehungskunst sein, sondern nur auf einer wirklichen Erkenntnis der menschlichen Wesenheit kann eine solche aufgebaut werden. Es soll nicht etwa behauptet werden, daß die angedeuteten Redensarten unrichtig wären, sondern nur, daß sich mit ihnen ebensowenig anfangen läßt, wie wenn man etwa einer Maschine gegenüber behaupten wollte, man müsse alle ihre Teile harmonisch in Wirksamkeit bringen. Nur wer nicht mit allgemeinen Redensarten, sondern mit wirklicher Kenntnis der Maschine im einzelnen an sie herantritt, kann sie handhaben. So handelt es sich auch für die Erziehungskunst um eine Kenntnis der Glieder der menschlichen Wesenheit und deren Entwickelung im einzelnen ... Man muß wissen, auf welchen Teil der menschlichen Wesenheit man in einem bestimmten Lebensalter einzuwirken hat, und wie solche Einwirkung sachgemäß geschieht. Es ist ja kein Zweifel, daß sich eine wirklich realistische Erziehungskunst, wie sie hier angedeutet wird, nur langsam Bahn brechen kann. Das liegt in der Anschauungsweise unserer Zeit, die noch lange die Tatsachen der geistigen Welt als den Ausfluß einer tollen Phantastik ansehen wird, während ihr allgemeine, völlig unwirkliche Redensarten als das Ergebnis einer realistischen Denkungsart erscheinen werden. Hier soll rückhaltlos gezeichnet werden, was gegenwärtig von vielen als Phantasiegemälde genommen werden wird, was aber einmal als selbstverständlich gelten wird.

Mit der physischen Geburt wird der physische Menschenleib der physischen Umgebung der äußeren Welt ausgesetzt, während er vorher von der schützenden Mutterhülle umgeben war. Was vorher die Kräfte und Säfte der Mutterhülle an ihm getan haben, das müssen jetzt die Kräfte und Elemente der äußeren physischen Welt an ihm tun. Bis zum Zahnwechsel im siebenten Jahre hat der Menschenleib eine Aufgabe an sich zu verrichten, die wesentlich verschieden von den Aufgaben aller anderen Lebensepochen ist. Die physischen Organe müssen in dieser Zeit sich in gewisse Formen bringen; ihre Strukturverhältnisse müssen bestimmte Richtungen und Tendenzen erhalten. Später findet Wachstum statt, aber dieses Wachstum geschieht in aller Folgezeit auf Grund der Formen, die sich bis zu der angegebenen Zeit herausgebildet haben. Haben sich richtige Formen herausgebildet, so wachsen richtige Formen, haben sich Mißformen herausgebildet, so wachsen Mißformen. Man kann in aller Folgezeit nicht wieder gutmachen, was man in der Zeit bis zum siebenten Jahre als Erzieher versäumt hat. Wie die Natur vor der Geburt die richtige Umgebung für den physischen Menschenleib herstellt, so hat der Erzieher nach der Geburt für die richtige physische Umgebung zu sorgen. Nur diese richtige physische Umgebung wirkt auf das Kind so, daß seine physischen Organe sich in die richtigen Formen prägen.

Es gibt zwei Zauberworte, welche angeben, wie das Kind in ein Verhältnis zu seiner Umgebung tritt. Diese sind: *Nachahmung* und *Vorbild.* Der griechische Philosoph Aristoteles hat den Menschen das nachahmendste der Tiere genannt; für kein Lebensalter gilt dieser Ausspruch mehr als für das kindliche bis zum Zahnwechsel. Was in der physischen Umgebung vorgeht, das ahmt das Kind nach, und im Nachahmen gießen sich seine physischen Organe in die Formen, die ihnen dann bleiben. Man muß die physische Umgebung nur in dem denkbar weitesten Sinne nehmen. Zu ihr gehört nicht etwa nur, was materiell um das Kind herum vorgeht, sondern alles, was sich in des Kindes Umgebung abspielt, was von seinen Sinnen wahrgenommen werden kann, was vom physischen Raum aus auf seine Geisteskräfte wirken kann. Dazu gehören auch alle moralischen oder unmoralischen, alle gescheiten und törichten Handlungen, die es sehen kann.

Nicht moralische Redensarten, nicht vernünftige Belehrungen wirken auf das Kind in der angegebenen Richtung, sondern dasjenige, was die Erwachsenen in seiner Umgebung sichtbar vor seinen Augen tun. Belehrungen wirken nicht formenbildend auf den physischen Leib, sondern auf den Ätherleib, und der ist ja bis zum siebenten Jahre ebenso von einer schützenden Äthermutterhülle umgeben, wie der physische Leib bis zur physischen Geburt von der physischen Mutterhülle umgeben ist. Was sich in diesem Ätherleibe vor dem siebenten Jahre an Vorstellungen, Gewohnheiten, an Gedächtnis usw. entwickeln soll, das muß sich in ähnlicher Art «von selbst» entwickeln, wie sich die Augen und die Ohren im Mutterleibe ohne die Einwirkung des äußeren Lichtes entwickeln ... Es ist ohne Zweifel richtig, was man in einem ausgezeichneten pädagogischen Buche lesen kann, in Jean Pauls «Levana oder Erziehlehre», daß ein Weltreisender mehr von seiner Amme in den ersten Jahren lernt, als auf allen seinen Weltreisen zusammen. Aber das Kind lernt eben nicht durch Belehrung, sondern durch Nachahmung. Und seine physischen Organe bilden sich ihre Formen durch die Einwirkung der physischen Umgebung. Es bildet sich ein gesundes Sehen aus, wenn man die richtigen Farben- und Lichtverhältnisse in des Kindes Umgebung bringt, und es bilden sich in Gehirn und Blutumlauf die physischen Anlagen für einen gesunden moralischen Sinn, wenn das Kind Moralisches in seiner Umgebung sieht. Wenn vor dem siebenten Jahre das Kind nur törichte Handlungen in seiner Umgebung sieht, so nimmt das Gehirn solche Formen an, die es im späteren Leben auch nur zu Torheiten geeignet machen.

Wie die Muskeln der Hand stark und kräftig werden, wenn sie die ihnen gemäße Arbeit verrichten, so wird das Gehirn und werden die anderen Organe des physischen Menschenleibes in die richtigen Bahnen gelenkt, wenn sie die richtigen Eindrücke von ihrer Umgebung erhalten. Ein Beispiel wird am besten anschaulich machen, um was es sich handelt. Man kann einem Kinde eine Puppe machen, indem man eine alte Serviette zusammenwindet, aus zwei Zipfeln Beine, aus zwei anderen Zipfeln Arme fabriziert, aus einem Knoten den Kopf, und dann mit Tintenklecksen Augen und Nase und Mund malt. Oder man kann eine sogenannte «schöne» Puppe mit echten Haaren und bemalten Wangen kaufen und sie dem Kinde geben. Es braucht hier gar nicht einmal davon gesprochen zu werden, daß diese Puppe natürlich doch scheußlich ist und den gesunden ästhetischen Sinn für Lebenszeit zu verderben geeignet ist. Die Haupterziehungsfrage dabei ist eine andere. Wenn das Kind die zusammengewickelte Serviette vor sich hat, so muß es sich aus seiner Phantasie heraus das ergänzen, was das Ding erst als Mensch erscheinen läßt. Diese Arbeit der Phantasie wirkt bildend auf die Formen des Gehirns. Dieses schließt sich auf, wie sich die Muskeln der Hand aufschließen durch die ihnen angemessene Arbeit. Erhält das Kind die sogenannte «schöne Puppe», so hat das Gehirn nichts mehr zu tun. Es verkümmert und verdorrt, statt sich aufzuschließen ... Könnten die Menschen wie der Geisteswissenschafter hineinschauen in das sich in seinen Formen aufbauende Gehirn, sie würden sicher ihren Kindern nur solche Spielzeuge geben, welche geeignet sind, die Bildungstätigkeit des Gehirns lebendig anzuregen. Alle Spielzeuge, welche nur aus toten mathematischen Formen bestehen, wirken verödend und ertötend auf die Bildungskräfte des Kindes, dagegen wirkt in der richtigen Art alles, was die Vorstellung des Lebendigen erregt. Unsere materialistische Zeit bringt nur wenig gute Spielzeuge hervor. Was für ein gesundes Spielzeug ist zum Beispiel das, welches durch zwei verschiebbare Hölzer zwei Schmiede zeigt, die einander zugekehrt einen Gegenstand behämmern. Man kann dergleichen noch auf dem Lande einkaufen. Sehr gut sind auch jene Bilderbücher, deren Figuren durch Fäden von unten gezogen werden können, so daß sich das Kind selbst das tote Bild in die Abbildung von Handlungen umsetzen kann. Das alles schafft innere Regsamkeit der Organe, und aus dieser Regsamkeit baut sich die richtige Form der Organe auf.

Diese Dinge können ja natürlich hier nur angedeutet werden, aber die Geisteswissenschaft wird künftig berufen sein, im einzelnen das Nötige anzugeben, und das vermag sie. Denn sie ist nicht eine leere Abstraktion, sondern eine Summe lebensvoller Tatsachen, welche Leitlinien für die Wirklichkeit abzugeben vermögen.

Nur ein paar Beispiele mögen noch angeführt werden. Anders muß im Sinne der Geisteswissenschaft ein sogenanntes nervöses, ein aufgeregtes, anders ein lethargisches, unregsames Kind in bezug auf seine Umgebung behandelt werden. Alles kommt da in Betracht, von den Farben des Zimmers und der anderen Gegenstände, welche das Kind gewöhnlich umgeben, bis zu den Farben der Kleider, die man ihm anzieht. Man wird da oft das Verkehrte tun, wenn man sich nicht von der Geisteswissenschaft leiten läßt, denn der materialistische Sinn wird in vielen Fällen gerade zum Gegenteile vom richtigen greifen. Ein aufgeregtes Kind muß man mit roten oder rotgelben Farben umgeben und ihm Kleider in solchen Farben machen lassen, dagegen ist bei einem unregsamen Kinde zu den blauen oder blaugrünen Farben zu greifen. Es kommt nämlich auf die Farbe an, die als Gegenfarbe im Inneren erzeugt wird. Das ist zum Beispiel bei Rot die grüne, bei Blau die orangegelbe Farbe, wie man sich leicht überzeugen kann, wenn man eine Weile auf eine entsprechend gefärbte Fläche blickt, und dann rasch das Auge auf eine weiße Fläche richtet. Diese Gegenfarbe wird von den physischen Organen des Kindes erzeugt und bewirkt die entsprechenden dem Kinde notwendigen Organstrukturen. Hat das aufgeregte Kind eine rote Farbe in seiner Umgebung, so erzeugt es in seinem Inneren das grüne Gegenbild. Und die Tätigkeit des Grünerzeugens wirkt beruhigend, die Organe nehmen die Tendenz der Beruhigung in sich auf.

Durchgreifend ist für dieses Lebensalter eines zu berücksichtigen: nämlich, daß der physische Leib sich den Gradmesser schafft für das, was ihm zuträglich ist. Er tut das durch die entsprechende Ausgestaltung der Begierde. Man kann im allgemeinen sagen, daß der gesunde physische Leib nach dem Verlangen trägt, was ihm frommt. Und solange es auf den physischen Leib bei dem heranwachsenden Menschen ankommt, soll man intim hinsehen auf das, was das gesunde Verlangen, die Begierde, die Freude haben wollen. Freude und Lust sind die Kräfte, welche die physischen Formen der Organe in der richtigsten Art herauslocken. Man kann in dieser Richtung allerdings schwer sündigen, indem man das Kind nicht in die entsprechenden physischen Verhältnisse zur Umgebung setzt. Das kann insbesondere in bezug auf die Nahrungsinstinkte geschehen. Man kann das Kind mit solchen Dingen überfüttern, daß es seine gesunden Nahrungsinstinkte vollständig verliert, während man sie ihm durch die richtige Ernährung so erhalten kann, daß es genau bis auf das Glas Wasser alles verlangt, was ihm unter gewissen Verhältnissen zuträglich ist und alles zurückweist, was ihm schaden kann. Die Geisteswissenschaft wird bis auf die einzelnen Nahrungs- und Genußmittel alles anzugeben wissen, was hier in Betracht kommt, wenn sie zum Aufbau einer Erziehungskunst aufgerufen wird. Denn sie ist eine realistische Sache für das Leben, nicht eine graue Theorie, als was sie allerdings heute noch nach den Verirrungen mancher Theosophen erscheinen könnte.

Zu den Kräften, welche bildsam auf die physischen Organe wirken, gehört also Freude an und mit der Umgebung. Heitere Mienen der Erzieher, und vor allem redliche, keine erzwungene Liebe. Solche Liebe, welche die physische Umgebung gleichsam warm durchströmt, brütet im wahren Sinn des Wortes die Formen der physischen Organe aus.

Wenn die Nachahmung gesunder Vorbilder in solcher Atmosphäre der Liebe möglich ist, dann ist das Kind in seinem richtigen Elemente. Strenge sollte daher darauf gesehen werden, daß in der Umgebung des Kindes nichts geschieht, was das Kind nicht nachahmen dürfte. Man sollte nichts tun, wovon man dem Kinde sagen müßte, das darfst du nicht tun ... Wie das Kind auf die Nachahmung aus ist, davon kann man sich überzeugen, wenn man beobachtet, daß es Schriftzeichen nachmalt, lange bevor es sie versteht. Es ist sogar ganz gut, wenn das Kind zuerst die Schriftzeichen nachmalt, und dann erst später ihren Sinn verstehen lernt. Denn die Nachahmung gehört der Entwickelungsepoche des physischen Leibes an, während der Sinn zu dem Ätherleib spricht, und auf diesen sollte man erst nach dem Zahnwechsel einwirken, wenn seine äußere Ätherhülle von ihm gefallen ist. Besonders sollte alles Sprechenlernen im Sinne der Nachahmung in diesen Jahren geschehen. Hörend lernt das Kind am besten sprechen. Alle Regeln und alle künstliche Belehrung können nichts Gutes wirken.

Im frühen Kindesalter ist insbesondere wichtig, daß solche Erziehungsmittel wie zum Beispiel Kinderlieder möglichst einen schönen rhythmischen Eindruck auf die Sinne machen. Weniger auf den *Sinn* als vielmehr auf den schönen *Klang* ist der Wert zu legen. Je erfrischender etwas auf Auge und Ohr wirkt, desto besser ist es. Man sollte nicht unterschätzen, was zum Beispiel tanzende Bewegungen nach musikalischem Rhythmus für eine organbildende Kraft haben.

Mit dem Zahnwechsel streift der Ätherleib die äußere Ätherhülle ab, und damit beginnt die Zeit, in der von außen erziehend auf den Ätherleib eingewirkt werden kann. Man muß sich klarmachen, was von außen auf den Ätherleib wirken kann. Die Umbildung und das Wachstum des Ätherleibes bedeutet Umbildung beziehungsweise Entwickelung der Neigungen, Gewohnheiten, des Gewissens, des Charakters, des

Gedächtnisses, der Temperamente. Auf den Ätherleib wirkt man durch Bilder, durch Beispiele, durch geregeltes Lenken der Phantasie. Wie man dem Kinde bis zum siebenten Jahre das physische Vorbild geben muß, das es nachahmen kann, so muß in die Umgebung des werdenden Menschen zwischen dem Zahnwechsel und der Geschlechtsreife alles das gebracht werden, nach dessen innerem Sinn und Wert es sich richten kann. Das Sinnvolle, das durch das Bild und Gleichnis wirkt, ist jetzt am Platze. Der Ätherleib entwickelt seine Kraft, wenn eine geregelte Phantasie sich richten kann nach dem, was sie sich an den lebenden oder dem Geiste vermittelten Bildern und Gleichnissen enträtseln und zu seiner Richtschnur nehmen kann. Nicht abstrakte Begriffe wirken in der richtigen Weise auf den wachsenden Ätherleib, sondern das Anschauliche, nicht das Sinnlich-, sondern das Geistig-Anschauliche. Die geistige Anschauung ist das richtige Erziehungsmittel in diesen Jahren. Daher kommt es vor allen Dingen darauf an, daß der junge Mensch in diesen Jahren in seinen Erziehern selbst Persönlichkeiten um sich hat, durch deren Anschauung in ihm die wünschenswerten intellektuellen und moralischen Kräfte erweckt werden können. Wie für die ersten Kindesjahre *Nachahmung und Vorbild* die Zauberworte der Erziehung sind, so sind es für die jetzt in Rede stehenden Jahre: *Nachfolge und Autorität.* Die selbstverständliche, nicht erzwungene Autorität muß die unmittelbare geistige Anschauung darstellen, an der sich der junge Mensch Gewissen, Gewohnheiten, Neigungen herausbildet, an der sich sein Temperament in geregelte Bahnen bringt, mit deren Augen er die Dinge der Welt betrachtet. Das schöne Dichterwort, «ein jeglicher muß seinen Helden wählen, dem er die Wege zum Olymp hinauf sich nacharbeitet», es gilt insbesondere von diesem Lebensalter. Verehrung und Ehrfurcht sind Kräfte, durch welche der Ätherleib in der richtigen Weise wächst. Und wem es unmöglich war, in der in Rede stehenden Zeit zu jemand in unbegrenzter Verehrung hinaufzuschauen, der wird dieses in seinem ganzen späteren Leben zu büßen haben. Wo diese Verehrung fehlt, da verkümmern die lebendigen Kräfte des Ätherleibes. Man male sich das Folgende in seiner Wirkung auf das jugendliche Gemüt aus: Einem achtjährigen Knaben wird von einer ganz besonders ehrenwerten Persönlichkeit gesprochen. Alles, was er von ihr hört, flößt ihm eine heilige Scheu ein. Es naht der Tag, wo er zum ersten Male die verehrte Persönlichkeit sehen kann. Ein Zittern der Ehrfurcht befällt ihn, da er die Klinke der Türe drückt, hinter welcher der Verehrte sichtbar werden wird ... Die schönen Gefühle, die ein solches Erlebnis hervorbringt, gehören zu bleibenden Errungenschaften des Lebens. Und glücklich ist derjenige Mensch zu preisen, der nicht nur in Feieraugenblicken des Lebens, sondern fortwährend zu seinen Lehrern und Erziehern als zu seinen selbstverständlichen Autoritäten aufzuschauen vermag.

Zu diesen lebendigen Autoritäten, zu diesen Verkörperungen der sittlichen und intellektuellen Kraft müssen die geistig aufzunehmenden Autoritäten treten. Die großen Vorbilder der Geschichte, die Erzählung von vorbildlichen Männern und Frauen müssen das Gewissen, müssen die Geistesrichtung bestimmen, nicht so sehr abstrakte sittliche Grundsätze, die erst dann ihre richtige Wirkung tun können, wenn sich mit der Geschlechtsreife der astrale Leib seiner astralen Mutterhülle entledigt. Man muß insbesondere den Geschichtsunterricht in eine Richtung lenken, welche durch solche Gesichtspunkte bestimmt ist. Vor dem Zahnwechsel werden die Erzählungen, Märchen usw., die man an das Kind heranbringt, Freude, Erfrischung, Heiterkeit allein zum Ziele haben können. Nach dieser Zeit wird man bei dem zu erzählenden Stoff außer diesem darauf Bedacht zu nehmen haben, daß Bilder des Lebens zur Nacheiferung vor die Seele des jungen Menschen treten.

Nicht außer acht wird zu lassen sein, daß schlechte Gewohnheiten durch entsprechende abstoßende Bilder aus dem Felde geschlagen werden können. Wenig helfen zumeist Ermahnungen gegenüber solchen schlechten Gewohnheiten und Neigungen; läßt man aber das lebensvolle Bild eines entsprechend schlechten Menschen auf die jugendliche Phantasie wirken, und zeigt man, wozu eine in Frage kommende Neigung in der Wirklichkeit führt, so kann man viel zur Ausrottung wirken. Immer ist eben festzuhalten, daß nicht abstrakte Vorstellungen auf den sich entwickelnden Ätherleib wirken, sondern lebensvolle Bilder in ihrer geistigen Anschaulichkeit. Allerdings muß das zuletzt Erwähnte mit dem größten Takte ausgeführt werden, damit die Sache nicht in das Gegenteil umschlage. Bei Erzählungen kommt alles auf die Art des Erzählens an. Es kann daher nicht ohne weiteres die mündliche Erzählung etwa durch Lektüre ersetzt werden.

Das Geistig-Bildhafte, oder wie man auch sagen könnte, das sinnbildliche Vorstellen kommt auch noch in einer anderen Weise für die Zeit zwischen dem Zahnwechsel und der Geschlechtsreife in Betracht. Es ist notwendig, daß der junge Mensch die Geheimnisse der Natur, die Gesetze des Lebens möglichst nicht in verstandesmäßig nüchternen Begriffen, sondern in Symbolen in sich aufnehme. Gleichnisse für geistige Zusammenhänge müssen so an die Seele herantreten, daß die Gesetzmäßigkeit des Daseins hinter den Gleichnissen mehr geahnt und empfunden wird, als in verstandesmäßigen Begriffen erfaßt wird. «Alles Vergängliche ist nur ein Gleichnis», das muß geradezu ein durchgreifender Leitspruch für die Erziehung in dieser Zeit sein. Es ist unendlich wichtig für den Menschen, daß er die Geheimnisse des Daseins in Gleichnissen empfängt, bevor sie in Form von Naturgesetzen usw. ihm vor die Seele treten. Ein Beispiel möge das veranschaulichen. Man nehme an, man wolle einem jungen Menschen von der Unsterblichkeit der Seele, von ihrem Hervorgehen aus dem Leibe sprechen. Man soll es so tun, daß man zum Beispiel den Vergleich heranzieht von dem Hervorgehen des Schmetterlings aus der Puppe. Wie sich der Falter aus der Puppe erhebt, so nach dem Tode die Seele aus dem Gehäuse des Leibes. Kein Mensch wird den richtigen Tatbestand in Verstandesbegriffen entsprechend erfassen, der nicht vorher ihn in einem solchen Bilde empfangen hat. Durch ein solches Gleichnis spricht man nämlich nicht bloß zum Verstande, sondern zu Gefühl, Empfindung, zur ganzen Seele. Ein junger Mensch, der durch alles das hindurchgegangen ist, tritt dann in ganz anderer Stimmung an die Sache heran, wenn sie ihm in Verstandesbegriffen *später* vermittelt wird. Es ist sogar recht schlimm für den Menschen, wenn er nicht zuerst mit dem Gefühle an die Rätsel des Daseins herantreten kann. Es ist eben notwendig, daß für alle Naturgesetze und Weltgeheimnisse dem Erzieher Gleichnisse zur Verfügung stehen.

Außerordentlich gut kann man an dieser Sache sehen, wie befruchtend die Geisteswissenschaft auf das praktische Leben wirken muß. Wenn jemand, der aus einer materialistisch verstandesmäßigen Vorstellungsart heraus sich Gleichnisse bildet, mit diesen Gleichnissen an junge Leute herantritt, so wird er in der Regel recht wenig Eindruck auf sie machen. Ein solcher muß sich nämlich die Gleichnisse selbst erst mit aller Verstandesmäßigkeit ausklügeln. Solche Gleichnisse, zu denen man sich selbst erst herabgebändigt hat, wirken nicht überzeugend auf den, dem man sie mitteilt. Wenn man nämlich in Bildern zu jemand spricht, dann wirkt auf diesen nicht bloß, was man sagt oder zeigt, sondern es geht von dem, der mitteilt, ein feiner geistiger Strom hinüber zu dem, dem die Mitteilung gemacht wird. Wenn der Mitteilende selbst nicht das warme gläubige Gefühl zu seinem Gleichnisse hat, so wird er keinen Eindruck auf den machen, an den er sich richtet. Man muß, um recht zu wirken, eben selbst an seine Gleichnisse als an Wirklichkeiten glauben. Das kann man nur, wenn man die geisteswissenschaftliche Gesinnung hat und die Gleichnisse selbst aus der Geisteswissenschaft heraus geboren sind. Der echte Geisteswissenschafter braucht sich das obige Gleichnis der aus dem Leibe hervorgehenden Seele nicht abzuquälen, denn für ihn ist es Wahrheit. Für ihn ist in dem Hervorgehen des Schmetterlings aus der Puppe wirklich auf einer niedrigeren Stufe des Naturdaseins derselbe Vorgang gegeben, der auf einer höheren Stufe in höherer Ausbildung sich wiederholt in dem Hervorgehen der Seele aus dem Leibe. Er glaubt mit voller Kraft selbst daran. Und dieser Glaube strömt wie in geheimnisvollen Strömungen vom Sprechenden zu dem Hörenden hinüber und bewirkt Überzeugung. Unmittelbares Leben gießt sich dann hinüber und herüber vom Erzieher zum Zögling. Aber zu diesem Leben ist eben notwendig, daß der Erzieher aus dem vollen Quell der Geisteswissenschaft heraus schöpft und daß sein Wort und alles, was von ihm ausgeht, Empfindung, Wärme und Gefühlsfarbe erhält durch die echte geisteswissenschaftliche Gesinnung. Eine herrliche Perspektive eröffnet sich damit auf das ganze Erziehungswesen. Wird es sich einmal befruchten lassen von dem Lebensquell der Geisteswissenschaft, dann wird es selbst voll verständnisvollen Lebens sein. Es wird aufhören das Tasten, das auf diesem Gebiete gang und gäbe ist. Alle Erziehungskunst, alle Pädagogik ist dürr und tot, die nicht aus solcher Wurzel immer frische Säfte zugeführt erhält. Die Geisteswissenschaft hat für alle Weltgeheimnisse die zutreffenden Gleichnisse, die aus dem Wesen der Dinge genommenen Bilder, die nicht erst der Mensch schafft, sondern die von den Kräften der Welt selbst beim Schaffen zugrunde gelegt werden. Deshalb muß die Geisteswissenschaft die lebensvolle Grundlage aller Erziehungskunst sein.

Eine Seelenkraft, auf welche in dieser Zeit der menschlichen Entwickelung besonderer Wert gelegt werden muß, ist das Gedächtnis. Die Entwickelung des Gedächtnisses ist eben an die Umbildung des Ätherleibes gebunden. Da dessen Ausbildung so erfolgt, daß er gerade zwischen Zahnwechsel und Geschlechtsreife frei wird, so ist diese Zeit auch diejenige, in der von außen bewußt auf die Fortentwickelung des Gedächtnisses gesehen werden muß. Das Gedächtnis wird bleibend einen geringeren Wert haben, als es hätte für den betreffenden Menschen haben können, wenn in dieser Zeit das Entsprechende versäumt wird. Das Vernachlässigte kann später nicht mehr nachgeholt werden.

Eine verstandesmäßig-materialistische Denkweise kann in dieser Richtung viele Fehler machen. Eine aus ihr entsprungene Erziehungskunst kommt leicht zu Vorurteilen gegen das bloß gedächtnismäßige Angeeignete. Sie wird zuweilen nicht müde, sich mit aller Schärfe gegen das bloße Trainieren des Gedächtnisses zu wenden, und wendet die spitzfindigsten Methoden an, damit der junge Mensch nur ja nichts gedächtnismäßig aufnehme, was er *nicht begreift.* Ja, was es überhaupt mit diesem Begreifen auf sich hat! Ein materialistisch-verstandesmäßiges Denken gibt sich so leicht dem Glauben hin, daß es kein Eindringen in die Dinge gibt außer dem in abgezogenen Begriffen; es wird sich nur schwer zu der Erkenntnis durchringen, daß die anderen Seelenkräfte zum Erfassen der Dinge zum mindesten ebenso notwendig sind wie der Verstand. Nicht etwa nur bildlich ist es gesprochen, wenn man sagt, man kann ebenso mit dem Gefühle, mit der Empfindung, mit dem Gemüte verstehen wie mit dem Verstande. Begriffe sind nur *eines* der Mittel, um die Dinge dieser Welt zu verstehen. Und nur der materialistischen Gesinnung erscheinen sie als das einzige. Es gibt natürlich viele Menschen, die nicht glauben werden, Materialisten zu sein, und die dennoch ein verstandesmäßiges Begreifen für die einzige Art des Verstehens halten. Solche Menschen bekennen sich vielleicht zu einer idealistischen, vielleicht sogar zu einer spirituellen Weltauffassung. Aber sie verhalten sich zu derselben in ihrer Seele auf materialistische Art. Denn der Verstand ist nun einmal das Seeleninstrument für das Begreifen des Materiellen.

Bezüglich der tieferen Grundlagen des Verstehens soll hier eine Stelle aus dem schon erwähnten ausgezeichneten Erziehungsbuche von Jean Paul angeführt werden. Überhaupt birgt dieses Werk goldene Anschauungen über die Erziehung und verdiente viel mehr berücksichtigt zu werden, als es geschieht. Es ist für den Erzieher viel wichtiger als manche der angesehensten Schriften auf diesem Gebiete. Die hier in Betracht kommende Stelle lautet: «Fürchtet keine Unverständlichkeit, sogar ganzer Sätze; eure Miene und euer Akzent und der ahnende Drang, zu verstehen, hellet die eine Hälfte, und mit dieser und der Zeit die andere auf. Der Akzent ist bei Kindern, wie bei den Chinesen und den Weltleuten, die halbe Sprache. – Bedenkt, daß sie ihre Sprache so gut, wie wir die griechische oder irgendeine fremde früher verstehen als reden lernen. – Vertrauet auf die Entzifferkanzlei der Zeit und des Zusammenhanges. Ein Kind von fünf Jahren versteht die Wörter ‹doch, zwar nun, hingegen, freilich›; versucht aber einmal von ihnen eine Erklärung zu geben, nicht dem Kinde, sondern dem Vater! – Im einzigen ‹zwar› steckt ein kleiner Philosoph. Wenn das achtjährige Kind mit seiner ausgebildeten Sprache vom dreijährigen verstanden wird, warum wollt ihr eure zu seinem Lallen einengen? Sprecht immer einige Jahre voraus (sprechen doch Genies in Büchern mit uns Jahrhunderte voraus); mit dem Einjährigen sprecht als sei es ein Zweijähriges, mit diesem als sei es ein Sechsjähriges, da die Unterschiede des Wachstums im umgekehrten Verhältnis der Jahre abnehmen. Bedenke doch der Erzieher, welcher überhaupt zu sehr alles

Lernen den Lehren zuschreibt, daß das Kind seine halbe Welt, nämlich die geistige (zum Beispiel die sittlichen und metaphysischen Anschauungs-Gegenstände) ja schon fertig und belehrt in sich trage, und daß eben daher die nur mit körperlichen Ebenbildern gerüstete Sprache die geistigen nicht geben, bloß erleuchten könne. Freude wie Bestimmtheit bei Sprachen mit Kindern sollte uns schon von ihrer eigenen Freude und Bestimmtheit gegeben werden. Man kann von ihnen Sprache lernen, sowie durch Sprache sie lehren; kühne und doch richtige Wortbildungen, zum Beispiel solche, wie ich von drei- und vierjährigen Kindern gehört: der Bierfässer, Saiter, Fläscher (der Verfertiger von Fässern, Saiten, Flaschen) - die Luftmaus (gewiß besser als unsere Fledermaus) - die Musik geigt - das Licht ausscheren (wegen der Lichtschere) - dreschflegeln, drescheln - ich bin der Durchsehmann (hinter dem Fernrohr stehend) - ich wollte, ich wäre als Pfeffernüßchenesser angestellt, oder als Pfeffernüßler - am Ende werd' ich gar zu klüger - er hat mich von dem Stuhle heruntergespaßt - sieh, wie eins (auf der Uhr) es schon ist - und so weiter.»

Zwar spricht diese Stelle von dem Verstehen vor dem verstandesmäßigen Begreifen auf einem anderen Gebiet als auf dem, wovon hier gerade die Rede ist, allein für das eben Besprochene gilt genau das, was Jean Paul von der Sprache sagt. Wie das Kind das Gefüge der Sprache in seinen Seelenorganismus aufnimmt, ohne die Gesetze des Sprachbaues dazu in verstandesmäßigen Begriffen zu brauchen, so *muß* der junge Mensch zur Pflege des Gedächtnisses Dinge lernen, von denen er sich erst später das begriffliche Verstehen aneignen soll. Man lernt sogar das am besten hinterher in Begriffen fassen, was man in diesem Lebensalter erst rein gedächtnismäßig sich angeeignet hat, wie man die Regeln der Sprache am besten an der Sprache lernt, die man bereits spricht. Die Rede vom unverstandenen Gedächtnisstoff ist weiter nichts als ein materialistisches Vorurteil. Der junge Mensch braucht zum Beispiel nur die notwendigsten Gesetze des Multiplizierens an einigen Beispielen zu lernen, zu denen man keine Rechenmaschine braucht, sondern wozu die Finger viel besser sind, dann soll er das Einmaleins sich ordentlich gedächtnismäßig aneignen. Wenn man so vorgeht, berücksichtigt man die Natur des werdenden Menschen. Man versündigt sich aber gegen diese, wenn man in der Zeit, in der es auf die Bildung des Gedächtnisses ankommt, den Verstand zu sehr in Anspruch nimmt. Der Verstand ist eine Seelenkraft, die erst mit der Geschlechtsreife geboren wird, auf die man daher vor diesem Lebensalter gar nicht von außen wirken sollte. Bis zur Geschlechtsreife soll sich der junge Mensch durch das Gedächtnis die Schätze aneignen, über welche die Menschheit gedacht hat, nachher ist die Zeit, mit Begriffen zu durchdringen, was er vorher gut dem Gedächtnis eingeprägt hat. Der Mensch soll sich also nicht etwa bloß merken, was er begriffen hat, sondern er soll begreifen die Dinge, die er weiß, das heißt, wovon er gedächtnismäßig so Besitz genommen hat, wie das Kind von der Sprache. In einem weiten Umfange gilt das. Zuerst rein gedächtnismäßiges Aneignen geschichtlicher Ereignisse, dann Erfassen derselben in Begriffen. Zuerst gutes gedächtnismäßiges Einprägen geographischer Dinge, dann Begreifen des Zusammenhanges derselben usw. In gewisser Beziehung sollte alles Erfassen in Begriffen aus dem aufgespeicherten Gedächtnisschatze genommen werden. Je mehr der junge Mensch schon gedächtnismäßig weiß, bevor es ans begriffliche Erfassen geht, desto besser ... Es braucht wohl nicht ausdrücklich ausgeführt zu werden, daß dieses alles eigentlich nur gilt für das Lebensalter, von dem hier die Rede ist, nicht für später. Lernt man nachholend, oder sonstwie in einem späteren Lebensalter etwas, so kann natürlich der umgekehrte Weg der richtige und wünschenswerte sein, obwohl auch da noch manches von der Geisteskonstitution des Betreffenden abhängig gemacht werden muß. In dem besprochenen Lebensalter aber darf man den Geist nicht ausdörren durch die Überfüllung mit verstandesmäßigen Begriffen.

Auch ein zu weitgehender rein sinnlicher Anschauungsunterricht entspringt einer materialistischen Vorstellungsart. Alle Anschauung muß für dieses Lebensalter vergeistigt werden. Man soll sich zum Beispiel nicht damit begnügen, eine Pflanze, ein Samenkorn, eine Blüte bloß in sinnlicher Anschauung vorzuführen. Alles soll zum Gleichnis des Geistigen werden. Ein Samenkorn ist eben nicht bloß dasjenige, als was es den Augen erscheint. Es steckt unsichtbar die ganze neue Pflanze darinnen. Daß ein solches Ding mehr ist, als was die Sinne sehen, das muß mit der Empfindung, mit der Phantasie, mit dem Gemüte lebendig erfaßt werden. Die Ahnung der Geheimnisse des Daseins muß gefühlt werden. Man kann nicht einwenden, daß durch ein solches Vorgehen die reine sinnliche Anschauung getrübt werde: im Gegenteil, durch das Stehenbleiben bei der bloßen Sinnesanschauung kommt die Wahrheit zu kurz. Denn die ganze Wirklichkeit eines Dinges besteht aus *Geist* und Stoff, und die treue Beobachtung braucht nicht weniger sorgfältig betrieben zu werden, wenn man die sämtlichen Seelenkräfte, nicht bloß die physischen Sinne in Wirksamkeit bringt. Könnten doch die Menschen sehen, was alles an *Seele und Leib* verödet durch einen bloß sinnlichen Anschauungsunterricht, wie der Geisteswissenschafter das kann, sie würden weniger auf einem solchen bestehen. Was nützt es im höchsten Sinne, wenn jungen Menschen alle möglichen Mineralien, Pflanzen, Tiere, physikalischen Versuche gezeigt werden, wenn das nicht damit verbunden wird, die sinnlichen Gleichnisse zum Ahnenlassen der geistigen Geheimnisse zu verwenden. Sicherlich wird mit dem hier Gesagten ein materialistischer Sinn nicht viel anzufangen wissen; und das ist dem Geisteswissenschafter nur zu verständlich. Aber ihm ist auch klar, daß eine wirklich praktische Erziehungskunst nie aus dem materialistischen Sinn erwachsen kann. So praktisch sich dieser Sinn dünkt, so unpraktisch ist er in Wirklichkeit, wenn es darauf ankommt, das Leben lebensvoll zu erfassen. Der wahren Wirklichkeit gegenüber ist die materialistische Gesinnung phantastisch, während *dieser* allerdings die sachgemäßen Auseinandersetzungen der Geisteswissenschaft notwendig phantastisch erscheinen *müssen.* Zweifellos wird auch noch manches Hindernis zu überwinden sein, bis die durchaus aus dem Leben geborenen Grundsätze der Geisteswissenschaft in die Erziehungskunst eindringen. Aber das ist ja natürlich. Deren Wahrheiten *müssen* gegenwärtig noch für viele ungewohnt sein. Sie werden sich aber der Kultur einverleiben, wenn sie wirklich die Wahrheit sind.

Nur durch ein deutliches Bewußtsein davon, wie die einzelnen Erziehungsmaßnahmen auf den jungen Menschen wirken, kann der Erzieher immer den richtigen Takt finden, um im einzelnen Falle das Richtige zu treffen. So muß man wissen, wie die einzelnen Seelenkräfte, nämlich: Denken, Fühlen und Wollen, zu behandeln sind, damit deren Entwickelung wieder auf den Ätherleib zurückwirkt, während dieser sich zwischen Zahnwechsel und Geschlechtsreife durch die Einflüsse von außen immer vollkommener gestalten kann.

Zu der Entwickelung eines gesunden kraftvollen Willens wird der Grund gelegt durch die richtige Handhabung der betrachteten Erziehungsgrundsätze während der ersten sieben Lebensjahre. Denn ein solcher Wille muß seine Stütze in den vollentwickelten Formen des physischen Leibes haben. Vom Zahnwechsel angefangen handelt es sich darum, daß der nun sich entwickelnde Ätherleib dem physischen Leib diejenigen Kräfte zuführt, durch welche dieser seine Formen gediegen und in sich fest machen kann. Das, was die stärksten Eindrücke auf den Ätherleib macht, das wirkt auch am kräftigsten auf die Festigung des physischen Leibes zurück. Die allerstärksten Impulse werden aber auf den Ätherleib durch diejenigen Empfindungen und Vorstellungen hervorgerufen, durch die der Mensch seine Stellung zu den ewigen Urgründen des Weltalls fühlt und erlebt, das heißt durch die religiösen Erlebnisse. Niemals wird sich der Wille eines Menschen und damit sein Charakter gesund entwickeln, wenn er nicht tiefeindringende religiöse Impulse in der in Rede stehenden Lebensepoche durchmachen kann. In der einheitlichen Willensorganisation kommt es zum Ausdruck, wie der Mensch sich eingegliedert fühlt in das Weltganze. Fühlt sich der Mensch nicht mit sicheren Fäden angegliedert an ein Göttlich-Geistiges, so müssen Wille und Charakter unsicher, uneinheitlich und ungesund bleiben.

Die Gefühlswelt entwickelt sich in der rechten Art durch die beschriebenen Gleichnisse und Sinnbilder, insbesondere durch alles das, was aus der Geschichte und sonstigen Quellen an Bildern charakteristischer Menschen vorgeführt wird. Auch die entsprechende Vertiefung in die Geheimnisse und Schönheiten der Natur ist für die Heranbildung der Gefühlswelt wichtig. Und hier kommt insbesondere in Betracht die Pflege des Schönheitssinnes und das Wachrufen des Gefühls für das Künstlerische. Das Musikalische muß dem Ätherleib jenen Rhythmus zuführen, der ihn dann befähigt, den in allen Dingen auch sonst verborgenen Rhythmus zu empfinden. Einem jungen Menschen wird viel für das ganze spätere Leben entzogen, dem in dieser Zeit nicht die Wohltat einer Pflege des musikalischen Sinnes zuteil wird. Ihm müßten, wenn ihm dieser Sinn ganz mangelte, geradezu gewisse Seiten des Weltendaseins ganz verborgen bleiben. Dabei sollen aber ja die anderen Künste nicht vernachlässigt werden. Die Erweckung des Sinnes für architektonische Stilformen, desjenigen für plastische Gestalten, für Linie und Zeichnerisches, für die Harmonie der

Farben, nichts davon sollte im Erziehungsplan fehlen. So einfach vielleicht das alles unter gewissen Verhältnissen gestaltet werden muß, der Einwand kann nie gelten, daß die Verhältnisse gar nichts nach dieser Richtung hin gestatteten. Mit den einfachsten Mitteln kann man viel leisten, wenn in dieser Richtung bei dem Erzieher selbst der richtige Sinn herrscht. Freude am Leben, Liebe zum Dasein, Kraft zur Arbeit, alles das erwächst für das ganze Dasein aus der Pflege des Schönheits- und Kunstsinnes. Und das Verhältnis von Mensch zu Mensch, wie wird es veredelt, verschönt durch diesen Sinn. Das moralische Gefühl, das ja auch in diesen Jahren herangebildet wird durch die Bilder des Lebens, durch die vorbildlichen Autoritäten, es erhält seine Sicherheit, wenn durch den Schönheitssinn das Gute zugleich als schön, das Schlechte als häßlich empfunden wird.

Das Denken in seiner eigenen Gestalt als inneres Leben in abgezogenen Begriffen muß in der in Frage kommenden Lebensperiode noch zurücktreten. Es muß sich wie unbeeinflußt, gleichsam von selbst entwickeln, während die Seele die Gleichnisse und Bilder des Lebens und der Naturgeheimnisse vermittelt erhält. So muß inmitten der anderen Seelenerlebnisse zwischen dem siebenten Jahre und der Geschlechtsreife das Denken heranwachsen, die Urteilskraft muß so reifen, damit dann, nach erfolgter Geschlechtsreife, der Mensch fähig werde, den Dingen des Lebens und Wissens gegenüber sich in voller Selbständigkeit seine Meinungen zu bilden. Je weniger man vorher unmittelbar auf die Entwickelung der Urteilskraft einwirkt und je besser man es mittelbar durch die Entwickelung der andern Seelenkräfte tut, um so besser ist es für das ganze spätere Leben des betreffenden Menschen.

Nicht nur für den geistigen Teil der Erziehung, sondern auch für den physischen liefert die Geisteswissenschaft die rechte Grundlage. Um auch hier ein charakteristisches Beispiel anzuführen, sei auf das Turnen und die Jugendspiele hingewiesen. Wie Liebe und Freude die Umgebung der ersten Kinderjahre durchdringen muß, so muß der heranwachsende Ätherleib in sich durch die körperlichen Übungen das Gefühl seines Wachstums, der stets sich steigernden Kraft in sich wirklich erleben. Die Turnübungen zum Beispiel müssen so ausgebildet werden, daß bei jeder Bewegung, bei jedem Schritte sich im Innern des jungen Menschen das Gefühl einstellt: «Ich fühle wachsende Kraft in mir.» Und dieses Gefühl muß sich des Innern als eine gesunde Lust, als Wohlbehagen bemächtigen. Um Turnübungen in diesem Sinne auszudenken, dazu gehört freilich mehr als eine verstandesmäßige anatomische und physiologische Kenntnis des menschlichen Leibes. Es gehört dazu eine intime, intuitive, ganz gefühlsmäßige Erkenntnis von dem Zusammenwirken von Lust und Behagen mit den Stellungen und Bewegungen des menschlichen Leibes. Der Ausgestalter solcher Übungen muß in sich erleben können, wie eine Bewegung, eine Stellung der Glieder ein lustvolles, behagliches Kraftgefühl erzeugt, etwas anderes eine Art Kraftverlust usw. Daß Turnen und Leibesübungen in dieser Richtung gepflegt werden können, dazu gehört dasjenige bei dem Erzieher, was ihm nur die Geisteswissenschaft und vor allem eine geisteswissenschaftliche Gesinnung geben kann. Man braucht dazu nicht etwa gleich das Hineinschauen in die geistigen Welten, sondern nur den Sinn dafür, im Leben das anzuwenden, was sich aus der Geisteswissenschaft ergibt. Wenn insbesondere in solchen praktischen Gebieten, wie bei der Erziehung, die geisteswissenschaftlichen Erkenntnisse angewendet würden, dann würde bald auch das völlig unnütze Reden darüber aufhören, daß diese Erkenntnisse doch erst bewiesen werden müssen. Wer sie richtig anwendet, dem werden sie sich im Leben dadurch beweisen, daß sie dieses gesund und stark machen. Er wird gerade dadurch, daß sie sich in der Praxis bewähren, ersehen, daß sie wahr sind, und dadurch muß er sie besser bewiesen finden, als durch alle «logischen» und sogenannten «wissenschaftlichen Gründe». Die geistigen Wahrheiten erkennt man am besten an ihren Früchten, nicht durch einen angeblich noch so wissenschaftlichen Beweis, der doch kaum viel anderes sein kann, als ein logisches Geplänkel.

Mit der Geschlechtsreife wird erst der Astralleib geboren. Mit seiner nach außen freien Entwickelung wird auch erst von außen an den Menschen alles das herantreten können, was die abgezogene Vorstellungswelt, die Urteilskraft, den freien Verstand entfaltet. Es ist schon erwähnt worden, daß diese Seelenfähigkeiten vorher unbeeinflußt innerhalb der richtigen Handhabung der andern Erziehungsmaßnahmen sich entwickeln sollen, wie sich unbeeinflußt im mütterlichen Organismus Augen und Ohren entwickeln. Mit der Geschlechtsreife ist die Zeit gekommen, in der der Mensch auch dazu reif ist, sich über die Dinge, die er vorher gelernt hat, ein eigenes Urteil zu bilden. Man kann einem Menschen nichts Schlimmeres zufügen, als wenn man zu früh sein eigenes Urteil wachruft. Erst dann kann man urteilen, wenn man in sich erst Stoff zum Urteilen, zum Vergleichen aufgespeichert hat. Bildet man sich vorher selbständige Urteile, so muß diesen die Grundlage fehlen. Alle Einseitigkeit im Leben, alle öden «Glaubensbekenntnisse», die sich auf ein paar Wissensbrocken gründen, und von diesen aus richten möchten über oft durch lange Zeiträume bewährte Vorstellungserlebnisse der Menschheit, rühren von Fehlern der Erziehung in dieser Richtung her. Bevor man reif zum Denken ist, muß man sich die Achtung vor dem angeeignet haben, was andere gedacht haben. Es gibt kein gesundes Denken, dem nicht ein auf selbstverständlichen Autoritätsglauben gestütztes gesundes Empfinden für die Wahrheit vorangegangen wäre. Würde dieser Erziehungsgrundsatz befolgt, man müßte es nicht erleben, daß Menschen zu jung sich reif dünken zum Urteilen und sich dadurch die Möglichkeit nehmen, allseitig und unbefangen das Leben auf sich wirken zu lassen. Denn ein jedes Urteil, das nicht auf der gehörigen Grundlage von Seelenschätzen aufgebaut ist, wirft dem Urteiler Steine in seinen Lebensweg. Denn hat man einmal über eine Sache ein Urteil gefällt, so wird man durch dieses immer beeinflußt, man nimmt ein Erlebnis dann nicht mehr so auf, wie man es aufgenommen hätte, wenn man sich nicht ein Urteil gebildet hätte, das mit dieser Sache zusammenhängt. In dem jungen Menschen *muß* der Sinn leben, zuerst zu lernen und dann zu urteilen. Das, was der Verstand über eine Sache zu sagen hat, sollte erst gesagt werden, wenn alle andren Seelenkräfte gesprochen haben; vorher sollte der Verstand nur eine vermittelnde Rolle spielen. Er sollte nur dazu dienen, das Gesehene und Gefühlte zu erfassen, es so in sich aufzunehmen, wie es sich gibt, ohne daß das unreife Urteil sich gleich der Sache bemächtigt. Deshalb sollte der junge Mensch vor dem angedeuteten Lebensalter mit allen Theorien über die Dinge verschont werden, und der Hauptwert darauf gelegt werden, daß er sich den Erlebnissen des Daseins gegenüberstellt, um sie in seine Seele aufzunehmen. Man kann gewiß den heranwachsenden Menschen auch mit dem bekannt machen, was Menschen über dies und jenes gedacht haben, aber man soll vermeiden, daß er sich für eine Ansicht durch ein verfrühtes Urteil engagiere. Er soll auch die Meinungen mit dem Gefühle aufnehmen, er soll, ohne gleich für das eine oder das andere sich zu entscheiden und Partei zu ergreifen, hören können: der hat das gesagt, der andere jenes. Es wird zur Pflege eines solchen Sinnes von Lehrern und Erziehern allerdings ein großer Takt verlangt, aber geisteswissenschaftliche Gesinnung ist gerade imstande, diesen Takt zu geben.

Es konnten hier nur einige Gesichtspunkte entwickelt werden für die Erziehung im geisteswissenschaftlichen Sinne. Es sollte aber auch nur der Hinweis darauf gegeben werden, welche Kulturaufgabe diese Vorstellungsart in dieser Richtung zu erfüllen hat. Daß sie solches vermag, wird davon abhängen, daß sich in immer weiteren Kreisen der Sinn verbreitet für diese Vorstellungsart. Daß dies geschehen könne, dazu ist allerdings zweierlei notwendig: erstens, daß man die Vorurteile gegenüber der Geisteswissenschaft aufgibt. Wer sich wirklich auf sie einläßt, der wird schon sehen, daß sie nicht das phantastische Zeug ist, als was sie viele heute noch ansehen. Solchen wird hier kein Vorwurf gemacht, denn alles, was an Bildungsmitteln unsere Zeit bietet, muß die Meinung *zunächst* erzeugen, als ob die Geisteswissenschafter Phantasten und Träumer wären. Bei oberflächlicher Betrachtung kann man sich ein anderes Urteil gar nicht bilden, denn es scheint sich da der vollkommenste Widerspruch zu ergeben zwischen der als Geisteswissenschaft auftretenden Anthroposophie und allem, was die Bildung der heutigen Zeit dem Menschen als Grundlage zu einer gesunden Lebensauffassung an die Hand gibt. Erst einer tieferen Betrachtung enthüllt sich, wie tief widerspruchsvoll die Ansichten der Gegenwart ohne diese Grundlage der Geisteswissenschaft bleiben müssen, ja, wie sie diese Grundlage durch sich selbst geradezu herausfordern und auf die Dauer ohne sie gar nicht bleiben können. Das zweite, was notwendig ist, hängt mit einer gesunden Entwickelung der Geisteswissenschaft selbst zusammen. Erst dann, wenn in anthroposophischen Kreisen überall die Erkenntnis durchgedrungen sein wird, daß es darauf ankommt, die Lehren in der weitgehendsten Art für alle Verhältnisse des Lebens fruchtbar zu machen, nicht bloß über sie zu theoretisieren, dann wird sich auch das Leben verständnisvoll der Geisteswissenschaft erschließen. Sonst aber wird man fortfahren, die Anthroposophie für eine Art religiösen Sektierertums einzelner sonderbarer Schwärmer zu halten. Wenn sie aber positive nützliche Geistesarbeit leistet, dann kann der geisteswissenschaftlichen Bewegung die verständnisvolle Zustimmung auf die Dauer nicht versagt werden.

Einige Bemerkungen zur Ergänzung der Ausführungen

Diese Betrachtung wurde von mir an verschiedenen Orten Deutschlands als Vortrag gehalten. Da von vielen Seiten der Wunsch geäußert worden ist, die Sache auch im Druck zu haben, erscheint sie hier zur Abhandlung umgearbeitet.

Man berücksichtige die beigefügten Anmerkungen, auf welche durch entsprechende Zahlen in den Ausführungen verwiesen ist.

[1] Dieser Satz sollte nicht so gedacht werden, als ob die Geisteswissenschaft nur mit den umfassenden Fragen des Lebens zu tun haben wollte. So wahr es ist, daß sie im Sinne des oben Ausgeführten berufen ist, die Grundlagen zu liefern für Lösungsversuche *dieser* Fragen, so wahr ist es auch, daß sie für *jeden einzelnen,* an welcher Stelle im Leben er stehen mag, die Quelle sein kann, aus der er Antwort auf die alltäglichsten Lebensfragen, Trost, Kraft, Zuversicht im Dasein und Arbeiten zu schöpfen vermag. Sie kann sein die Stütze für die großen Lebensrätsel, aber ebenso für die unmittelbarsten Bedürfnisse des Augenblicks, auch in den – scheinbar – untergeordnetsten Lagen des Tageslebens.

[2] Man findet diese Aufsätze in dem Buche: «Wie erlangt man Erkenntnisse höherer Welten?»

[3] Man muß auf das hier Gesagte mit besonderer Deutlichkeit hinweisen, weil gerade in unserer Zeit eine große Unklarheit in dieser Richtung besteht. Viele verwischen gegenwärtig den Unterschied zwischen Pflanze und Empfindungswesen, weil sie sich nicht klar sind über den eigentlichen Charakter der *Empfindung.* Wenn ein Wesen (oder Ding) auf einen Eindruck, der auf dasselbe

von außen gemacht wird, in irgendeiner Weise eine Wirkung äußert, so ist man noch nicht berechtigt, zu sagen, es *empfindet* diesen Eindruck. Das kann man nur sagen, wenn es *in sich* den Eindruck *erlebt*, wenn also eine Art innerer Spiegelung des äußeren Reizes vorhanden ist. Die großen Fortschritte unserer Naturwissenschaft, die der Geistesforscher gewiß aufs höchste bewundert, haben eine Unklarheit in bezug auf höhere Begriffe gebracht. Gewisse Biologen wissen nicht, was Empfindung ist; deshalb schreiben sie eine solche auch empfindungslosen Wesen zu. Was sie – diese Biologen – unter Empfindung verstehen, das dürfen sie auch den empfindungslosen Wesen zuschreiben. Aber etwas ganz anderes ist, was die Geisteswissenschaft unter Empfindung verstehen muß.

[4] Man muß unterscheiden zwischen dem *Erleben* des Empfindungsleibes *in sich* und dem *Wahrnehmen* desselben durch den geschulten Hellseher. Das, was dem erschlossenen geistigen Auge des letzteren vorliegt, ist mit obigem gemeint.

[5] Man stoße sich nicht an dem Ausdruck «Ich-Leib». Es ist dabei natürlich nichts Grobmaterielles gemeint. Es ist aber nur möglich, in der Geisteswissenschaft die Worte der gewöhnlichen Sprache zu verwenden. Und da diese für Materielles angewendet werden, so muß man bei Anwendung in der Geisteswissenschaft sie selbst erst ins Geistige übersetzen.

[6] Man würde das Obige nicht in seiner vollen Deutlichkeit verstehen, wenn man den Einwand machen wollte, daß doch das Kind auch vor dem Zahnwechsel Gedächtnis usw. habe und vor der Geschlechtsreife die Fähigkeiten, die an den Astralleib gebunden sind. Man muß sich da doch klarmachen, daß sowohl der Ätherleib wie der Astralleib vom Anfange an vorhanden sind, nur eben unter der obenbesprochenen schützenden Hülle. Gerade diese schützende Hülle befähigt zum Beispiel den Ätherleib, bis zum Zahnwechsel die Eigenschaften des Gedächtnisses ganz besonders zum Vorschein zu bringen. Aber es sind ja doch auch die physischen Augen am Kindeskeime schon vorhanden unter dessen schützender physischer Mutterhülle. Genau in dem Sinne, wie auf diese geschützten Augen nicht das äußere physische Sonnenlicht entwickelnd wirken soll, so nicht die äußere Erziehung auf die *Ausbildung* des Gedächtnisses vor dem Zahnwechsel. Man wird vielmehr bemerken, wie sich in dieser Zeit das Gedächtnis *durch sich selbst* frei entfaltet, wenn man ihm Nahrung gibt und noch nicht auf seine Entwickelung durch Äußeres sieht. So ist es auch mit den Eigenschaften, deren Träger der Astralleib ist, vor der Geschlechtsreife. Man muß ihnen Nahrung geben, aber immer im Bewußtsein der obigen Ausführungen, daß der Astralleib unter einer schützenden Hülle liegt. Es ist eben etwas anderes, die im Astralleib schon liegenden Entwickelungskeime *vor* der Geschlechtsreife zu pflegen und den selbständig gewordenen Astralleib *nach* der Geschlechtsreife demjenigen in der Außenwelt auszusetzen, was er *ohne* Hülle verarbeiten kann. Dieser Unterschied ist sicherlich ein subtiler; aber ohne auf ihn einzugehen, kann man das Wesen der Erziehung *nicht* verstehen.

DIE METHODIK DES LEHRENS UND DIE LEBENSBEDINGUNGEN DES ERZIEHENS

Zu den Veröffentlichungen aus dem Vortragswerk von Rudolf Steiner

Die Grundlage der anthroposophisch orientierten Geisteswissenschaft bilden die von Rudolf Steiner (1861–1925) geschriebenen und veröffentlichten Werke. Daneben hielt er in den Jahren 1900 bis 1924 zahlreiche Vorträge und Kurse, sowohl öffentlich wie auch für die Mitglieder der Theosophischen, später Anthroposophischen Gesellschaft. Er selbst wollte ursprünglich, daß seine durchwegs frei gehaltenen Vorträge nicht schriftlich festgehalten würden, da sie als «mündliche, nicht zum Druck bestimmte Mitteilungen» gedacht waren. Nachdem aber zunehmend unvollständige und fehlerhafte Hörernachschriften angefertigt und verbreitet wurden, sah er sich veranlaßt, das Nachschreiben zu regeln. Mit dieser Aufgabe betraute er Marie Steiner-von Sivers. Ihr oblag die Bestimmung der Stenographierenden, die Verwaltung der Nachschriften und die für die Herausgabe notwendige Durchsicht der Texte. Da Rudolf Steiner aus Zeitmangel nur in ganz wenigen Fällen die Nachschriften selbst korrigieren konnte, muß gegenüber allen Vortragsveröffentlichungen sein Vorbehalt berücksichtigt werden: «Es wird eben nur hingenommen werden müssen, daß in den von mir nicht nachgesehenen Vorlagen sich Fehlerhaftes findet.»

Nach dem Tode von Marie Steiner (1867–1948) wurde gemäß ihren Richtlinien mit der Herausgabe einer Rudolf Steiner Gesamtausgabe begonnen. Die vorliegende Ausgabe ist aus zwei Bänden der Gesamtausgabe zusammengestellt (siehe Seite 163). Soweit erforderlich, finden sich nähere Angaben zu den Textunterlagen am Beginn der Hinweise.

ERSTER VORTRAG

Stuttgart, 8. April 1924

Meine sehr verehrten Anwesenden! Als die Aufgabe dieser Erziehungstagung wurde eine Erörterung der Frage angenommen: Welche Stellung hat Erziehung und Unterricht im persönlichen Leben des Menschen und im Kulturleben der Gegenwart? – Es dürfte bei denjenigen Persönlichkeiten, welche in unbefangener Weise das Kulturleben der Gegenwart nach seinen verschiedenen Gestaltungen betrachten können, kaum einem Widerspruch begegnen, wenn gesagt wird, daß gerade ein solches Thema heute – das heißt, in dem historischen Heute, das ja die gegenwärtigen Jahrzehnte umfaßt – ein solches ist, das im tiefsten Sinne die Rätsel berührt, die heute einem weiten Menschenkreise auf der Seele und auf dem Herzen liegen. Haben wir ja doch in der neueren Kultur eine eigentümliche Stellung des Menschen zu sich selbst sich herausbilden gesehen. Man hat innerhalb dieser Kultur seit mehr als einem Jahrhundert die großartige Entwickelung der Naturwissenschaft mit alledem, was sie für die Zivilisation der Menschheit im Gefolge hat, sehen können, und im Grunde genommen ist ja das ganze moderne Leben durchsetzt von dem, was die gewaltige, großartige Naturwissenschaft der neueren Zeit an Erkenntnissen zutage gefördert hat. Allein soweit wir auch schauen im Umkreise dieser Naturerkenntnis, so genau wir ins Auge fassen, wie wir heute hineinschauen namentlich in das Reich des Mineralischen, und von da aus uns Vorstellungen machen über die anderen Reiche der Natur, wir müssen uns eines gestehen: So nahe und intim, wie sich der Mensch in Selbstbeobachtung in früheren Kulturepochen gegenübergestanden hat, steht er sich heute nicht gegenüber. Denn alles dasjenige, was die so eindringliche Naturerkenntnis der Menschheit gebracht hat, ist ja eigentlich auf das innerste Wesen des Menschen nicht unmittelbar anzuwenden. Wir können fragen: Wie sind die Gesetze, wie ist der Verlauf der außermenschlichen Welt? – Aber alle Antworten auf diese Frage kommen eigentlich an das Wesen dessen, was in die Grenzen der menschlichen Haut eingeschlossen ist, nicht heran. Sie kommen so wenig heran, daß man heute nicht einmal eine Ahnung davon hat, welche wirklichen Veränderungen äußere Naturprozesse im lebenden Menschen in Atmung, Blutzirkulation, Ernährung und so weiter erfahren.

Daher ist man dazu gekommen, selbst in bezug auf das Seelische nicht auf dieses Seelische selbst hinzuschauen, sondern es gewissermaßen zu betrachten durch die Art und Weise, wie es sich äußert in der körperlichen Natur des Menschen. Man ist zum Experimentieren mit äußeren Maßnahmen am Menschen gekommen. Nun, es soll sich nicht etwa um Einwendungen handeln gegen eine experimentelle Psychologie oder experimentelle Pädagogik. Was nach dieser Richtung geleistet werden kann, soll durchaus anerkannt werden, aber mehr als Symptom denn seinem Inhalte nach soll dieses Experimentieren am Menschen wenigstens andeutungsweise erwähnt werden. In Zeiten, in denen man aus dem inneren Mitfühlen mit dem Geistig-Seelischen des anderen Menschen einen intuitiven Eindruck bekam von den inneren Seelenerlebnissen, da war es sozusagen selbstverständlich, daß man aus dem, was man über das innere Geistig-Seelische wußte, die äußeren körperlichen Offenbarungen deutete. Heute schlägt man den umgekehrten Weg ein. Man experimentiert an den äußerlichen Merkmalen und Vorgängen herum – verdienstvoll selbstverständlich, wie alle Naturwissenschaft verdienstvoll heute ist –, aber man zeigt damit nur, daß man sich allmählich gewöhnt hat im Laufe der neueren Lebensauffassung, als positiv in der Anschauung nur das zu betrachten, was die Sinne schauen können, was der Verstand durch das Schauen der Sinne gewinnen kann. Dadurch aber ist man eigentlich dazu gekommen, den inneren Menschen nicht mehr recht beobachten zu können und sich vielfach mit der Beobachtung der äußeren Hülle zu begnügen. Man entfernt sich vom Menschen. Diejenigen Methoden, die in so grandioser Weise hineingeleuchtet haben in das Leben der äußeren Natur, in ihr Wesen und Wirken, die aber auch auf den Menschen angewendet werden, diese Methoden nehmen uns eigentlich das unmittelbar elementarische Wirken von Seele zu Seele.

So ist es wirklich dazu gekommen, daß die sonst so wunderbar wirkende neuere Kultur, die uns gewisse Naturerscheinungen so nahe gebracht hat, uns eigentlich vom Menschen entfernt hat. Es ist leicht einzusehen, daß unter dieser Erscheinung am allermeisten derjenige Zweig unseres Kulturlebens leiden muß, welcher es mit der Bildung, mit der Entwickelung des werdenden Menschen, des Kindes in Erziehung und Unterricht zu tun hat. Denn erziehen und unterrichten kann der Mensch ebenso nur dann, wenn er dasjenige, was er zu bilden hat, was er zu gestalten hat, versteht, wie der Maler nur malen kann, wenn er die Natur, das Wesen der Farbe kennt, der Bildhauer nur arbeiten kann, wenn er das Wesen seines Stoffes kennt, und so weiter. Was für die übrigen Künste gilt, die mit äußeren Stoffen arbeiten, wie sollte es nicht gelten für diejenige Kunst, die an dem edelsten Stoffe arbeitet, der überhaupt nur dem Menschen vorgelegt werden kann, an dem Menschenwesen, seinem Werden und seiner Entwickelung selbst? Damit ist man aber im Grunde genommen schon darauf hingewiesen, daß alle Erziehung und aller Unterricht hervorquellen müssen aus wirklicher Erkenntnis des Menschenwesens. Diese Erziehungskunst, die ganz und gar auf wirklicher Erkenntnis des Menschenwesens ruht, suchen wir nun auszubilden in der

Waldorfschule, und im Zusammenhange mit den Erziehungs- und Unterrichtsmethoden der Waldorfschule steht ja diese Erziehungstagung.

Menschenerkenntnis – man kann sagen: Oh, wie weit ist es ja doch gekommen mit der Menschenerkenntnis in der neueren Zeit! – Aber die Antwort darauf muß sein: Gewiß, Außerordentliches ist errungen worden in bezug auf die Erkenntnis des körperlichen Menschen; aber der Mensch ist in sich gegliedert nach Körper, Seele und Geist. Und diejenige Lebensauffassung, die der Methode, dem Erziehungswesen der Waldorfschule zugrunde liegt, die anthroposophische Geisteswissenschaft, sie ist durchaus aufgebaut auf einer gleichmäßigen Erkenntnis des Körpers, der Seele und des Geistes des Menschen, und sie will durch eine solche gleichmäßige Erkenntnis der drei Glieder der Menschennatur jede Einseitigkeit vermeiden.

Ich werde in den nächsten Vorträgen, zu denen ich heute mehr eine Einleitung geben möchte, über diese Menschenerkenntnis mancherlei zu sprechen haben. Zunächst aber möchte ich darauf aufmerksam machen, daß wahre, echte Menschenerkenntnis nicht bloß damit sich befassen kann, den einzelnen Menschen nach Leib, Seele und Geist, wie er sich vor uns stellt, aufzufassen, sondern daß sie vor allen Dingen dasjenige ins Seelenauge fassen will, was sich zwischen den Menschen im irdischen Leben abspielt. Indem Mensch dem Menschen begegnet, kann sich nicht – das wäre widersinnig – eine zum vollen Bewußtsein heraufgebrachte Menschenerkenntnis entwickeln. Wir würden uns als Menschen im sozialen Leben nie begegnen können, wenn wir uns so anschauen würden, daß wir fragen: Was sitzt, was ist in dem anderen? – Aber in den unbewußten Empfindungen und Gefühlen, vor allen Dingen in jenen Impulsen, die dem Willen zugrunde liegen, trägt der Mensch eine unbewußte Erkenntnis des anderen, der ihm im Leben begegnet. Diese Menschenerkenntnis, wir werden das noch sehen, hat allerdings in der neueren Zeit vielfach gelitten, und unsere sozialen Schäden beruhen darauf, daß sie gelitten hat. Aber sie hat sich mehr oder weniger nur zurückgezogen in noch unterbewußtere Gebiete als jene, in denen sie früher war. Sie ist aber vorhanden, sonst würden wir ja ganz verständnislos Mensch an Mensch aneinander vorbeigehen. Aber ist es denn nicht so: Wenn Mensch dem Menschen begegnet – auch wenn man sich es nicht klar macht –, Sympathien, Antipathien steigen auf, Eindrücke sind da, die uns sagen, der andere Mensch ist geeignet, uns nahezukommen, oder er ist ungeeignet dazu, wir wollen uns von ihm fernhalten. – Ja, auch andere Eindrücke können wir bekommen. Wir können nach dem ersten Eindruck etwa uns sagen: Das ist ein gescheiter Mensch, das ist ein weniger begabter Mensch. – So könnte ich vieles anführen, es würde das alles zeigen, daß Hunderte und Hunderte von Eindrücken aus den Tiefen unserer Seele heraufwollen in das Bewußtsein, aber für die Unbefangenheit des Lebens hinuntergedrückt werden, daß wir jedoch mit ihnen als mit einer Seelenverfassung einem anderen Menschen gegenüberstehen und unser eigenes Leben ihm gegenüber nach diesen Eindrücken einrichten. Auch dasjenige, was wir Mitgefühl nennen, und was im Grunde genommen einer der bedeutungsvollsten Impulse aller Moralität der Menschen ist, auch das gehört zu der unbewußten Menschenerkenntnis, von der ich hier spreche.

Nun, so wie wir im Leben als Erwachsener dem Erwachsenen gegenüberstehen und eigentlich die Menschenerkenntnis in solch unbewußter Weise üben, daß wir sie nicht bemerken, sondern nach ihr handeln, so müssen wir in einer viel bewußteren Weise als Menschenseele des Lehrers der Menschenseele des Kindes gegenüberstehen, um dieses heranzubilden, aber auch um in unserer eigenen Lehrerseele das erleben zu können, was erlebt werden muß, damit wir die rechte Stimmung, das rechte pädagogische Künstlertum, das richtige Mitfühlen mit der Seele des Kindes haben können, die notwendig sind, um Erziehung und Unterricht in entsprechender Weise zu leisten. Wir werden unmittelbar darauf gewiesen, daß eigentlich das Wichtigste sich abspielt im Erziehen und Unterrichten zwischen der Lehrerseele und der Kindesseele. Und von dieser Menschenerkenntnis lassen Sie uns zunächst ausgehen, von jener Menschenerkenntnis, die nicht scharf konturiert ist, weil sie eigentlich nicht bezogen wird auf den einen Menschen, sondern weil sie schwebt, gewissermaßen sich vielfach hin- und herwebt zwischen dem, was im Unterrichte und in der Erziehung in der Lehrerseele vor sich geht, und dem, was in der Kindesseele vor sich geht. Es ist unter Umständen schwierig zu fassen, was sich da in wirklich imponderabler Weise hinzieht von Lehrerseele zu Kindesseele und umgekehrt. Denn dasjenige, was da strömt, es verändert sich im Grunde genommen in jedem Augenblicke, während wir unterrichten und erziehen. Man muß sich einen Blick dafür aneignen, einen Seelenblick, der das Flüchtige, Feine, das von Seele zu Seele spielt, erfaßt. Vielleicht kann man erst dann, wenn man dasjenige, was so zwischen den Menschen intim geistig spielt, zu erfassen in der Lage ist, den einzelnen Menschen für sich erfassen.

Wollen wir daher an einzelnen Beispielen heute einleitungsweise sehen, wie sich in bestimmten Fällen diese Strömungen gestalten. Dabei muß allerdings eines berücksichtigt werden: Menschenerkenntnis, insbesondere dem werdenden Menschen, dem Kinde gegenüber, nur allzuoft wird sie so geübt, daß wir das Kind in einem bestimmten Zeitpunkte seines Lebens haben, uns mit ihm beschäftigen, fragen nach seinen Entwickelungskräften, fragen, wie gerade in einem bestimmten Lebensalter die Kräfte wirken und so weiter, und was wir tun sollen, um diesen Entwickelungskräften in einem bestimmten Lebensalter in der richtigen Weise entgegenzukommen. Aber Menschenerkenntnis, wie sie hier gemeint ist, geht nicht nur auf diese einzelnen Erlebnisaugenblicke; solche Menschenerkenntnis geht auf das ganze Erdenleben des Menschen. Das ist nicht so bequem, als einen engbegrenzten Zeitraum im Menschenleben zu beobachten. Aber für den Erziehenden und Unterrichtenden ist es notwendig, das ganze menschliche Erdenleben ins Auge zu fassen; denn was wir im achten oder neunten Lebensjahre im Kinde veranlagen, hat seine Wirkungen im fünfundvierzigsten, fünfzigsten Lebensjahre des erwachsenen Menschen, wie wir es noch besprechen werden. Und was ich als Lehrer in dem volksschulpflichtigen Alter an dem Kinde tue, das zieht sich tief hinein in die physische, in die psychische, in die spirituelle Menschennatur. Das west und webt gewissermaßen oft jahrzehntelang unter der Oberfläche, tritt in merkwürdiger Weise nach Jahrzehnten, manchmal am Lebensende des Menschen, zutage, während es als Keim am Lebensanfange in ihn versetzt worden ist. In der richtigen Weise kann man auf das kindliche Alter nur wirken, wenn man nicht nur dieses kindliche Alter, sondern wenn man das ganze menschliche Leben in wahrer Menschenerkenntnis vor Augen hat.

Solche Menschenerkenntnis habe ich im Auge, wenn ich jetzt an einzelnen Beispielen zeigen möchte – heute nur andeutungsweise, die Dinge werden genauer besprochen werden –, wie Lehrerseele auf Kindesseele in intimer Art wirken kann. Wir verstehen das zu tun, was wir in der Unterweisung, in der intellektuellen Unterweisung, in der Anleitung zu Willensimpulsen tun sollen, wenn wir erst wissen: Was wirkt denn da zwischen Lehrer und Kind, einfach dadurch, daß Lehrer und Kind da sind, ein jedes mit einer bestimmten Natur, mit einem bestimmten Temperamente, mit einem bestimmten Charakter, mit einer bestimmten Bildungsstufe, mit einer ganz bestimmten physischen und seelischen Konstitution? – Bevor wir irgendwie beginnen zu lehren, zu erziehen, sind wir und das Kind da. Da ist schon Wirkung zwischen beiden da. Wie der Lehrer ist gegenüber dem Kinde, das ist die erste bedeutungsvolle Frage.

Damit wir nicht im allgemein Abstrakten herumtappen, sondern Bestimmtes ins Auge fassen, gehen wir aus von einem bestimmten Charakteristikon in der Menschennatur, von dem Temperamente. Fassen wir ins Auge zunächst nicht das Kindestemperament, in dem wir ja keine Wahl haben - wir müssen jeden Menschen jedes Temperamentes erziehen, und von diesem Kindestemperamente kann später gesprochen werden -, sondern fassen wir zunächst einmal, um unsere Aufgabe zu umgrenzen, das Lehrertemperament ins Auge. Mit einem ganz bestimmten Temperamente, einem cholerischen, phlegmatischen, sanguinischen oder melancholischen Temperamente betritt der Lehrer die Schule, stellt sich der Lehrer dem Kinde gegenüber. Die Frage, was sollen wir als Erziehende tun zur Bändigung, zur Selbsterziehung vielleicht gegenüber unserem eigenen Temperamente, sie kann ja erst beantwortet werden, wenn wir die Grundfrage ins Auge fassen können: Was tut das Temperament des Lehrers an dem Kinde, einfach dadurch, daß es da ist?

Gehen wir aus von dem *cholerischen* Temperamente. Das cholerische Temperament des Lehrers, es kann sich darin äußern, daß der Lehrer diesem Temperament die Zügel schießen läßt, daß er sich diesem cholerischen Temperamente hingibt. Wie er sich zu beherrschen hat, werden wir später sehen, aber nehmen wir zunächst an, dieses cholerische Temperament ist einfach da. In heftigen, vehementen Lebensäußerungen gibt es sich kund. Vielleicht drängt es den Lehrer, während er erzieht, während er unterrichtet, zu Handlungen oder zur Behandlung des Kindes überzugehen, die er eben aus seinem cholerischen Temperamente heraus tut und später bereut. Vielleicht macht er allerlei in der Umgebung des Kindes, was das Kind – wir werden sehen, wie zart die Seele des Kindes wirkt – in Schreck versetzt; der Schreck kann bloß kurz vorübergehend sein, aber sich doch fortpflanzen bis in die physische Organisation des Kindes hinein. Ein cholerischer Lehrer kann auch in dem Kinde bewirken, daß es unter fortwährenden Angstgefühlen schon an den Lehrer herankommt, oder aber es kann das Kind ganz unbewußt, unterbewußt sich bedrückt fühlen. Kurz, es ist eine ganz bestimmte Wirkung des cholerischen Temperamentes in feiner, intimer, zarter Art auf das Kind ins Auge zu fassen.

Nehmen wir ein Kind, das noch im zarten Alter steht, in einem Alter, das vor der Volksschulpflicht liegt. Da ist das Kind eigentlich noch ganz und gar ein einheitliches Wesen. Die drei Glieder der Menschennatur, Leib, Seele und Geist, sie gliedern sich erst im späteren Leben auseinander. Zwischen der Geburt und dem Zahnwechsel, der einen sehr wichtigen Lebenspunkt in der Entwickelung des Menschen bedeutet, liegt eine Lebensepoche des Kindes, in der sozusagen – wir beachten das nur gewöhnlich nicht genügend – das Kind fast ganz Sinnesorgan ist. Fassen wir ein Sinnesorgan ins Auge, nehmen wir das Auge selber. Äußere Eindrücke, Farbeneindrücke kommen an das Auge heran. Dieses Auge ist in einer intimen Art daraufhin organisiert, die Farbeneindrücke mit sich zu vereinigen. Ohne daß der Mensch darauf einen Einfluß hat, wird sogleich dasjenige, was als äußerer Reiz wirkt, umgewandelt in etwas Willensartiges, was erst von der Seele, wie wir sagen, erlebt werden kann. Aber so seelisch auf Grundlage der Sinneswahrnehmung ist das ganze Leben des Kindes vor dem Zahnwechsel. Es sieht alles innere Erleben einem seelischen Wahrnehmen ähnlich. Namentlich das, was von den Eindrücken der Menschen der Umgebung kommt, ob wir uns langsam bewegen in der Umgebung des Kindes, und dadurch die Lässigkeit unseres Geistig-Seelischen offenbaren, ob wir uns stürmisch bewegen in der Umgebung des Kindes und dadurch die Wucht unseres eigenen Geistig-Seelischen offenbaren, das alles wird von dem Kinde fast mit derselben Intensität aufgenommen, mit der sonst die Eindrücke, die auf das Sinnesorgan wirken, von diesem Sinnesorgan aufgenommen werden. Das Kind ist im Ganzen Sinnesorgan. Man kann schon sagen: Wenn wir erwachsen sind, haben wir Geschmack im Munde, auf dem Gaumen, auf der Zunge. Das Kind fühlt den Geschmack viel tiefer hinunter in seinen Organismus, das Geschmacksorgan dehnt sich sozusagen durch einen großen Teil des Körpers aus. So die anderen Sinne. Die Lichteinwirkungen verbinden sich beim Kinde innig mit den Atmungsrhythmen, sie gehen hinunter in die Blutzirkulation. Dasjenige, was der Erwachsene abgesondert im Auge erlebt, erlebt das Kind durch den ganzen Leib hindurch, und ohne daß Überlegung dazwischentritt, kommen die Willensimpulse unmittelbar wie Reflexerscheinungen beim Kinde zutage. Ich erörtere das zunächst nur einleitungsweise, um das Thema anzuschlagen. So wirkt der ganze Leib des Kindes wie ein Sinnesorgan reflexartig gegenüber dem, was in der Umgebung vorgeht.

Dadurch aber sind Geist, Seele, Leib im Kinde noch nicht gegliedert, noch nicht differenziert, noch eine Einheit, ein Ineinanderweben. Das Geistige, das Seelische wirkt im Körper, indem es dessen Zirkulations- und Nahrungsvorgänge unmittelbar beeinflußt. Oh, wie ist beim Kinde die Seele in ihrer Empfindung nahe dem ganzen Stoffwechselsystem, wie wirken die zusammen! Erst später, beim Zahnwechsel, sondert sich das Seelische von dem Stoffwechsel mehr ab. Jede seelische Erregung geht beim Kinde über in die Zirkulation, in die Atmung, in die Verdauung. Leib, Seele, Geist sind noch eine Einheit. Dadurch setzt sich aber auch jeder Reiz, der von der Umgebung ausgeübt wird, bis in das Leibliche des Kindes fort.

Und wenn nun ein cholerischer Lehrer, der seinem cholerischen Temperamente die Zügel schießen läßt, in der Umgebung des Kindes sich befindet, zunächst einfach da ist neben dem Kinde und sich gehen läßt, dann gehen die Ausbrüche des cholerischen Temperamentes – dasjenige, was unter dem Einflusse des Temperamentes des Lehrers getan wird, wenn er nicht solche Selbsterziehung übt, wie wir sie noch besprechen werden – über in die Seele des Kindes, setzen sich fort in das Körperliche hinein. Da liegt das Eigentümliche vor, daß es in die Untergründe des Daseins hinuntergeht und das, was in des werdenden Menschen Leib hineinversetzt wird, später zum Vorschein kommt. So wie der Same, der im Herbst in die Erde hineinversenkt wird, im Frühling in der Pflanze zum Vorschein kommt, so kommt das, was in das Kind im achten, neunten Jahre hineinversetzt wird, im fünfundvierzigsten, fünfzigsten Lebensjahre heraus, und wir sehen die Folgen des cholerischen Temperamentes des Lehrers, der sich gehen läßt, in den Stoffwechselkrankheiten nicht nur des erwachsenen, sondern des alt gewordenen Menschen zutage treten. Prüft man nur recht, warum uns dieser oder jener Mensch in seinem vierzigsten, fünfzigsten Jahre als Rheumatiker entgegentritt, als ein Mensch, der an allen möglichen Stoffwechselkrankheiten leidet, an schlechter Verdauung, prüft man, warum dieser Mensch so ist, wie er ist, warum er frühzeitig Gicht bekommt, dann bekommt man zur Antwort: Vieles von dem haben wir zuzuschreiben dem einfach in die Zügel schießenden cholerischen Temperamente eines Lehrers, der dem Kinde im Kindesalter gegenüberstand.

Wenn man so das ganze Menschenleben ins Auge faßt, nicht bloß, wie es bequemer ist, nur das kindliche Alter, um pädagogische Grundsätze, pädagogische Impulse zu bekommen, dann wird man sich erst klar darüber, welche zentrale Bedeutung im ganzen Menschenleben Unterrichts- und Erziehungswesen eigentlich haben, wie oft Glück und Unglück nach dem Geistigen, Seelischen und Leiblichen mit Unterricht und Erziehung zusammenhängen. Wenn man sieht, wie der Arzt beim altgewordenen Menschen, ohne daß er es weiß, die Erziehungsfehler korrigieren muß und es oftmals nicht mehr kann, weil sie zu gründlich in das Menschenwesen hineingegangen sind, wenn man sieht, daß das, was seelisch an das Kind herantritt, sich umwandelt zu physischen Wirkungen, wenn man dieses Ineinanderspielen von Physischem und Psychischem durchschaut, dann bekommt man erst die rechte Achtung, die richtige Schätzung für dasjenige, was Methodik des Lehrens, was die Lebensbedingungen der Erziehung eigentlich sein sollen, sein sollen einfach nach dem Wesen der Menschennatur selber.

Betrachten wir einen *phlegmatischen* Lehrer, der wieder sich gehen läßt und nicht durch Selbsterkenntnis, durch Selbsterziehung das phlegmatische Temperament in die Hand nimmt. Es wird bei dem Phlegmatiker, der dem Kinde gegenübertritt, so sein, daß, man möchte sagen, der inneren Regsamkeit des Kindes kein Genüge geschieht. Die inneren Impulse wollen heraus, sie strömen auch heraus, das Kind will sich betätigen. Der Lehrer ist ein Phlegmatiker, er läßt sich gehen. Er fängt dasjenige nicht auf, was aus dem Kinde herausströmt. Es begegnet das, was aus dem Kinde herauswill, nicht äußeren Eindrücken und Einflüssen. Es ist, wie wenn man in verdünnter Luft atmen soll, wenn ich einen physischen Vergleich gebrauchen soll. Die Seele des Kindes fühlt seelisch Atemnot, wenn der Lehrer phlegmatisch ist. Und wenn wir nachschauen im Leben, warum gewisse Menschen an Nervosität, an Neurasthenie und dergleichen leiden, dann finden wir wiederum, wenn wir zurückgehen in dem menschlichen Lebenslauf bis zum kindlichen Lebensalter, wie das nicht der Selbsterziehung unterworfene Phlegma eines Lehrers, der Wichtiges hätte tun sollen an dem Kinde, solchen Krankheitsneigungen zugrunde liegt. Ganze Kulturerscheinungen krankhafter Art werden so erklärlich. Warum ist denn Nervosität, Neurasthenie so ungeheuer verbreitet in der neueren Zeit? Sie werden sagen: Da müßte man ja glauben, daß die gesamte Lehrerschaft in der Zeit, in der die Menschen, die heute nervös, neurasthenisch sind, erzogen worden sind, aus Phlegmatikern bestanden hat! – Ich aber sage Ihnen, sie hat aus Phlegmatikern bestanden, nicht in dem gewöhnlichen Sinne des Wortes, aber in einem viel wahreren Sinne des Wortes. Denn es kommt in einem bestimmten Zeitalter des 19. Jahrhunderts die materialistische Weltauffassung herauf. Die materialistische Weltauffassung hat Interessen, die vom Menschen ablenken, die eine ungeheure Gleichgültigkeit entwickeln bei dem Erziehenden gegenüber den eigentlichen intimeren Seelenregungen des zu erziehenden Menschen. Derjenige, der diese Kulturerscheinungen einer neueren Zeit unbefangen beobachten konnte, der konnte finden, wenn sonst auch einer ein solcher Phlegmatiker war, daß der etwa sagte, weil er den abstrakten Grundsatz hatte, seine Schüler dürften nicht vor Zorn die Tintenfässer umwerfen: So etwas darf man nicht tun, man darf nicht vor Ärger das Tintenfaß umwerfen. Kerl, ich werde dir sogleich das Tintenfaß an den Kopf werfen! – Man muß also nicht sogleich denken, daß etwa alle solche Cholerik in dem Zeitalter, das ich meine, verpönt gewesen wäre, oder daß man nicht auch Sanguiniker kennengelernt hätte und Melancholiker: in bezug auf die eigentliche Erziehungsaufgabe waren sie trotzdem Phlegmatiker. Man kam mit der materialistischen Weltauffassung nicht an den Menschen heran, am wenigsten an den werdenden Menschen, und so konnte man Phlegmatiker sein, trotzdem man im Leben daneben Choleriker oder Melancholiker war. Es ist ein Phlegma eingetreten in allem Erziehen in einem gewissen Zeitalter der materialistischen Entwickelung. Und aus diesem Phlegma heraus hat sich vieles von dem, was in unserem Kulturleben aufgetreten ist als Nervosität, als Neurasthenie, als die ganze Desorganisation des Nervensystems, bei vielen Menschen herausentwickelt. Über die Einzelheiten wird noch zu sprechen sein. Aber so sehen wir das phlegmatische Temperament des Lehrers, einfach dadurch, daß der phlegmatische Lehrer da ist neben dem Kinde, in der Nervendesorganisation zutage treten.

Wenn sich der Lehrer dem *melancholischen* Temperamente hingibt, wenn er durch seine Melancholie zuviel mit sich selbst beschäftigt ist, so daß, man möchte sagen, der Faden des Geistig-Seelischen des Kindes fortwährend abzureißen droht, der Faden des Empfindungslebens sich erkältet, dann wirkt der melancholische Lehrer neben dem Kinde eigentlich so, daß das Kind seine Seelenregungen in sich verbirgt und statt sie nach außen auszuleben, in sich hineinsenkt. Dadurch wird das Sichgehenlassen des melancholischen Temperamentes des Lehrers für das spätere Lebensalter eines Kindes, dem der melancholische Lehrer gegenübersteht, so, daß Atmung und Blutzirkulation unregelmäßig werden. Derjenige, der nun weder als Lehrer bloß den kindlichen Zeitraum für die Pädagogik ins Auge faßt, noch als Arzt, wenn der Mensch eine bestimmte Krankheit hat, bloß das Lebensalter, das ihm nun entgegentritt, sondern im Zusammenhang das ganze menschliche Leben betrachten kann, der wird mancher Herzkrankheit Ursprung, die im vierzigsten, fünfundvierzigsten Lebensjahr auftritt, zu suchen haben in der ganzen Stimmung, die durch das sichgehenlassende melancholische Temperament des Lehrers in der einzelnen Erziehung, im Unterrichte hervorgebracht wird. Wir sehen daraus, wie die Beobachtung der Imponderabilien im Geistig-Seelischen, die da spielen zwischen Lehrerseele und Kinderseele, einfach die Frage auf die Lippen drängen muß: Wie muß zum Beispiel den Temperamenten gegenüber der

Lehrer, der Erzieher Selbsterziehung üben? – Wir ahnen schon, daß es nicht so sein kann, daß einfach der Lehrende, der Erziehende sagt: Das Temperament ist angeboren, ich bleibe dabei. – Erstens ist das nicht wahr, und zweitens, wenn es wahr wäre, wäre das Menschengeschlecht längst an den Erziehungsfehlern ausgestorben.

Betrachten wir noch den *Sanguiniker*, der als Lehrer seinem sanguinischen Temperamente die Zügel schießen läßt. Er ist empfänglich für alle möglichen Eindrücke. Wenn irgendein Schüler einen Klecks macht, so wendet er sich hin – er wird nicht heftig –, er wendet den Blick hin. Wenn irgendein Schüler seinem Nachbar etwas ins Ohr flüstert, wendet er den Blick hin. Er ist ein Sanguiniker, die Eindrücke kommen rasch an ihn heran und machen keinen tiefen Eindruck. Er läßt irgendeine Schülerin herauskommen, fragt nur ganz kurz etwas, sie interessiert ihn nicht lange, er schickt sie gleich wieder hinein. Der Lehrer ist eben Sanguiniker. Wenn man wieder dieselben Methoden anwendet, die das ganze Menschenleben betrachten, wird man bei manchem, der an einem Mangel an Vitalität, an einem Mangel an Lebensfreude leidet – das ist ja eine krankhafte Anlage manches Menschen –, diesen Mangel als auf seine Ursache zurückzuführen haben auf die Wirkung des sanguinischen Temperamentes des Lehrers, dem dieser die Zügel schießen läßt. Das sanguinische Temperament des Lehrers ohne Selbsterziehung bewirkt eine Unterdrückung der Vitalität, eine Unterdrückung von Lebensfreude, von kraftvollem Willen, der aus der Individualität aufquillt.

Wenn man diese Zusammenhänge ins Auge faßt, die eine wirkliche Geisteswissenschaft gibt, welche auf wahre Menschenerkenntnis ausgeht, dann wird man sehen, wie umfassend im Anschauen der Menschennatur und Menschenwesenheit wirkliche Erziehungskunst, wirkliches Unterrichtswesen sein muß, wie kleinlich sich daneben ausnimmt, was oftmals nur auf das Allernächste sieht, was man gerade bequem beobachten kann. So geht es nicht, und eine Grundforderung unserer Gegenwartskultur, die ja Schäden genug an die Oberfläche des Menschendaseins gebracht hat, ist diese: Wie kommt man aus einzelnen Beobachtungen, die man mit dem Experimente oder auch mit den Statistiken macht, oder was all die schönen Dinge sind, wie kommt man aus diesen bequemen einzelnen Beobachtungen, die heute fast allein der Pädagogik und Didaktik zugrunde gelegt werden, zu einer Pädagogik und Didaktik, die gleichmäßig berücksichtigt das ganze menschliche Erleben und das Ewige im Menschen, das sich durch das menschliche Erleben nur hindurchleuchtend offenbart? Und im Zusammenhang mit solchen Fragen tut sich noch etwas viel Tieferes auf.

Ich habe versucht, einleitungsweise darauf hinzuweisen, was zwischen Lehrer und Schüler, Erzieher und Kind einfach dadurch spielt, daß beide da sind, wenn noch gar nicht berücksichtigt wird irgend etwas, was wir aus dem Bewußtsein heraus tun, nur dadurch, daß wir da sind. Gerade an den verschiedenen Temperamenten zeigt sich das.

Nun wird man sagen: Man muß auch anfangen zu erziehen. – Und da ist man halt der Anschauung, daß derjenige jemandem etwas beibringen kann, der das Beizubringende gelernt hat. Habe ich selber etwas gelernt, so bin ich sozusagen berechtigt, das einem anderen beizubringen. Und oftmals sieht man gar nicht, wie jene durch Selbsterziehung des Lehrers oder auch durch Seminarerziehung, wie wir sehen werden, hervorgebrachte innere Haltung in bezug auf Temperament, Charakter und so weiter im Hintergrunde desjenigen steht, was sich der Lehrer für Unterricht und Erziehung aneignen kann durch sein eigenes Lernen, durch das, was er aufnehmen kann. Aber auch da führt Menschenerkenntnis eben tiefer in das Menschenwesen hinein. Lassen Sie deshalb die Frage an uns herantreten: Wie ist es denn mit dem Heranbringen von etwas, was ich gelernt habe, an einen anderen, an ein Kind, das noch nicht gelernt hat? Genügt es, das dem Kinde in der Art beizubringen, in der man das Beizubringende selber aufgenommen hat? – Es genügt nicht. Ich sage eine empirische Tatsache, die sich nur ergibt, wenn man den Menschen wirklich nach Leib, Seele und Geist durch das ganze Leben hindurch beobachtet.

Eine solche Beobachtung ergibt für die erste Lebensepoche vor dem Zahnwechsel, von der Geburt bis zum Zahnwechsel, folgendes. Wenn man das gegenseitige Verhältnis des Lehrenden zum Kinde ins Auge zu fassen weiß, so wie ich es für die Temperamente getan habe, so kommt man darauf: Für diese Lebensepoche hat das, was ich gelernt habe, in bezug auf Lehren und Erziehen an dem Kinde die allergeringste Bedeutung. Da hat die allergrößte Bedeutung, was ich für ein Mensch bin, welche Eindrücke es durch mich bekommt, ob es mich nachahmen kann.

Wahrhaftig, gerade für dieses Lebensalter hat eine Kultur, die eigentlich noch gar nicht von Pädagogik sprach, sondern in elementar-primitiver Weise Pädagogik tat, gesünder gedacht als wir heute vielfach denken; eine Kultur, wie wir sie in orientalischen Gegenden in älteren Zeiten hatten, wo noch nicht der nach unserer Auffassung Pädagoge zu Nennende wirkte, sondern wo namentlich wirken sollte der Mensch auf das kindliche Lebensalter, der Mensch mit dem, was er in seinem Charakter physisch, seelisch und geistig war; der einfach neben dem Kinde sein sollte, so daß das Kind sich nach ihm richten konnte, so daß das Kind mit einem Muskel zuckte, wenn er mit dem Muskel zuckte, das Kind mit den Augen blinzelte, wenn er mit den Augen blinzelte. Aber er hatte sich trainiert, daß er solche Dinge so machte, daß das Kind sie nachmachen konnte. Das war nicht der orientalische Pädagoge, sondern der orientalische Dātā. Da lag etwas Instinktives noch zugrunde. Wir können es aber auch heute sehen: Was ich gelernt habe, hat gar keine Bedeutung für das, was ich dem Kinde bis zum Zahnwechsel als Erzieher bin. Nach dem Zahnwechsel beginnt es schon eine gewisse Bedeutung zu haben. Aber es verliert alle Bedeutung, wenn ich es so beibringe, wie ich es in mir trage. Man muß es künstlerisch umsetzen, alles ins Bild bringen, wie wir noch sehen werden. Ich muß wiederum imponderable Kräfte zwischen mir und dem Kinde wachrufen. Und für die zweite Lebensepoche, für die Lebensepoche vom Zahnwechsel bis zur Geschlechtsreife, hat viel mehr als die Fülle des Stoffes, die ich gelernt habe, viel mehr als das, was ich in mir, in meinem Kopfe trage, Bedeutung, ob ich in anschauliche Bildlichkeit, in lebendiges Gestalten umsetzen kann, was ich um das Kind entwickle und in das Kind hineinwellen lassen soll. Und erst für diejenigen, die schon durch die Geschlechtsreife gegangen sind, und für diese dann bis zum Anfang der zwanziger Jahre, bekommt eine Bedeutung, was man selber gelernt hat. Für das kleine Kind bis zum Zahnwechsel ist das Wichtigste im Erziehen der Mensch. Für das Kind vom Zahnwechsel bis zur Geschlechtsreife ist das Wichtigste im Erziehen der in lebendige Lebenskünstlerschaft übergehende Mensch. Und erst mit dem vierzehnten, fünfzehnten Lebensjahre fordert das Kind für den erziehenden Unterricht und das unterrichtende Erziehen dasjenige, was man selber gelernt hat, und das dauert so bis über das zwanzigste, einundzwanzigste Jahr hin, wo dann das Kind ganz erwachsen ist – es ist ja schon vorher eine junge Dame und ein junger Mann –, und wo eben der Zwanzigjährige dann als Gleichberechtigter dem anderen Menschen, auch wenn er älter ist, gegenübersteht.

Wiederum läßt uns – wir werden sehen, wie solche Erkenntnisse sich vertiefen gegenüber einer wirklichen Menschenweisheit – so etwas tief hineinblicken in das Menschenwesen. Wir lernen erkennen, daß – was man oftmals geglaubt hat – man den Lehrer nicht erkennt, indem man ihn, nachdem er die Seminarbildung durchgemacht hat, examiniert, ob er etwas weiß; da lernt man nur erkennen, ob er vortragen kann in einer solchen Weise, wie man vorträgt, wenn man die Sache selber kann, ob er vortragen kann für das Lebensalter vom vierzehnten, fünfzehnten bis zum zwanzigsten Lebensjahre. Für frühere Lebensalter kommt das gar nicht in Betracht, was der Lehrer zeigen kann. Da muß die Qualität nach ganz anderen Grundlagen beurteilt werden. Und so handelt es sich darum, daß als eine Grundlage der Pädagogik und Didaktik auftritt die Lehrerfrage. Und was eigentlich leben muß in einer Kinderschar, fortvibrieren, fortwellen bis in das Herz, bis in die Willensregungen und zuletzt in den Verstand, das ist dasjenige, was zunächst im Lehrer lebt, zunächst in ihm lebt einfach dadurch, daß er mit einer bestimmten Menschennatur, mit einem bestimmten Temperamente, einem bestimmten Charakter, mit einer bestimmten Seelenverfassung vor dem Kinde steht; dann erst, daß er sich selber in einer gewissen Weise gebildet hat, und daß er das in sich Erbildete wieder an die Kinder heranbringen kann.

So sehen wir, wie Menschenerkenntnis, umfassend betrieben, einzig und allein sein kann die Grundlage zum Erfassen einer wirklichen Didaktik des Lehrens und der Lebensbedingungen des Erziehens. Und über diese beiden, über die Didaktik des Lehrens und die Lebensbedingungen des Erziehens, möchte ich gerne in diesen Vorträgen weiter sprechen.

ZWEITER VORTRAG

Stuttgart, 9. April 1924

Gestern erlaubte ich mir, über den Lehrer zu sprechen, der vor den Kindern steht. Heute werde ich versuchen, zunächst das Kind zu charakterisieren in seinem Werden, wie es vor dem Lehrer steht. Man hat im kindlichen Lebensalter bei einer genaueren Beobachtung aller für die Entwickelung des Menschen in Betracht kommenden Kräfte zunächst für den Beginn des Erdenlebens drei deutlich voneinander getrennte Lebensepochen zu unterscheiden. Und nur, wenn man Menschenerkenntnis übt in der Weise, daß man hinschaut auf die Eigentümlichkeiten einer jeden dieser Epochen, ist Unterricht und Erziehung in sachgemäßer, man möchte lieber sagen, in menschengemäßer Weise wirklich möglich.

Die erste Lebensepoche des Kindes schließt mit dem Zahnwechsel. Nun wird ja, das verkenne ich durchaus nicht, Rücksicht genommen in den Anschauungen, die heute üblich sind, auf die Verwandlung des kindlichen Körpers, der kindlichen Seele auch in diesem Lebensalter, aber nicht in so durchgreifender Weise, daß man dadurch hineinschauen würde in alles dasjenige, was mit dem Menschen in diesem zarten Alter vor sich geht und was durchaus erfaßt und ergriffen werden muß, wenn man den Menschen erziehen will. Das Hervorbrechen der Zähne, die nicht mehr die vererbten Zähne der ersten Jahre sind, ist ja nur das alleräußerste Symptom für eine gesamte Umwandlung der ganzen menschlichen Wesenheit. Vieles, vieles geht im Organismus, wenn auch nicht äußerlich so sichtbar, vor sich, was eben in diesem Hervorbrechen der zweiten Zähne nur seinen radikalsten Ausdruck findet.

Wenn man auf diese Dinge hinschaut, dann muß man sich schon klar darüber sein, daß die Physiologie und auch die Psychologie der Gegenwart gar nicht in der Lage sind, ganz tief in den Menschen hineinzuschauen, aus dem Grunde, weil sie gerade ihre in ihrer Art vorzüglichen Methoden herangebildet haben an der Beobachtung desjenigen, was nur nach außen in dem Körperlichen liegt und was sich vom Seelischen in diesem Körper zur Offenbarung bringt. Anthroposophische Geisteswissenschaft hat vor allen Dingen die Aufgabe, wie ich schon gestern sagte, in das Ganze der menschlichen Entwickelung nach Leib, Seele und Geist hineinzuschauen. Nun muß aber gleich vom Anfange an ein Vorurteil hinweggeräumt werden, über welches alle diejenigen – auch das verkenne ich nicht – stolpern müssen, die sich ohne eine gründliche Beschäftigung mit Anthroposophie an die Waldorfschulpädagogik und -didaktik machen. Glauben Sie nicht, daß es mir einen Augenblick einfällt, zu behaupten, das, was eingewendet werden kann gegen diese Waldorfschulpädagogik, werde von uns einfach in den Wind geschlagen. Das ist durchaus nicht der Fall. Im Gegenteil, wer auf einem geistigen Boden steht, wie es der der Anthroposophie ist, der kann in keiner Beziehung ein einseitiger Fanatiker sein; der wird in der gründlichsten Weise alles das erwägen, was an Einwendungen gegen seine Ansichten sich erheben läßt. Und daher erscheint es ihm auch durchaus begreiflich, wenn immer wieder und wiederum gegen das, was aus anthroposophischen Untergründen heraus auch in der Pädagogik gesagt wird, eingewendet wird: Ja, das müßt ihr erst beweisen.

Sehen Sie, dieses Beweisen, das wird sehr häufig so gesagt, ohne daß man einen klaren, deutlichen Begriff mit dem verbindet, was man eigentlich damit meinen könne. Ich kann ja hier nicht einen ausführlichen Vortrag halten über die Methodik des Beweisens auf den verschiedenen Lebens- und Erkenntnisgebieten, aber ich möchte es durch folgenden Vergleich klarmachen. Was meint man denn heute, wenn man davon spricht, es solle etwas bewiesen werden? Nun, die ganze Bildung der Menschheit seit dem 14. Jahrhundert ist darauf ausgegangen, alle Einsicht zu rechtfertigen aus dem Augenschein heraus, das heißt aus der sinnlichen Wahrnehmung heraus. Vor diesem Zeitabschnitt, vor dem 14. Jahrhundert, war es ja ganz anders. Nur sieht der Mensch heute nicht mehr darauf hin, wie seine Vorfahren in bezug auf die ganze Welteneinrichtung eben andere Gesichtspunkte eingenommen haben. Denn der Mensch ist in gewisser Beziehung heute hochmütig in seinem Bewußtsein von der in den letzten Jahrhunderten errungenen Bildung, und er sieht leicht von oben her hin auf dasjenige, was zum Beispiel im «finsteren Mittelalter», das er ja eigentlich gar nicht kennt, aber finster nennt, die Menschen in kindlicher Weise, wie er meint, getrieben hätten. Man sollte dabei nur bedenken, was unsere Nachfahren, wenn sie ebenso hochmütig denken würden, über uns sagen werden! Sie werden uns von einem solchen Gesichtspunkte ebenso kindlich finden, wie wir heute die mittelalterlichen Menschen kindlich finden wollen.

In jener Zeit, die dem 14. Jahrhundert vorangegangen ist, sah man die Welt der Sinne, faßte sie auch auf mit dem Verstande. Und der Verstand, der heute so vielfach unterschätzt wird, der in den mittelalterlichen Klosterschulen geherrscht hat, er war innerlich als Verstand, als Begriffsvermögen viel höher ausgebildet, als das chaotische Begriffsvermögen, das am Gängelbande der Naturerscheinungen geführt wird, sich heute vielfach ausnimmt für den, der diese Dinge objektiv und unbefangen bedenkt. Dazumal war es so, daß alles das, was Verstand und Sinne in der Welt sahen, gerechtfertigt werden mußte aus der göttlich-geistigen Weltordnung heraus. Sinnesoffenbarung ist zu rechtfertigen aus der göttlich-geistigen Offenbarung heraus: das war dazumal nicht etwa bloß abstraktes Prinzip, sondern allgemein-menschliches Gefühl und Empfindung. Erst dann kann etwas gelten in der Sinneswelt, wenn man es so erkannt hat, daß man es beweisen, erweisen kann aus der göttlich-geistigen Weltenordnung heraus.

Das wurde anders, anfangs langsam, indem die eine Auffassung in die andere überging. Aber bis in unsere Zeit herein ist es so weit gekommen, daß eigentlich alles, auch in der göttlich-geistigen Weltenordnung, nur dann gelten soll, wenn man es aus der Sinneswelt heraus beweisen kann, wenn man Experiment und Sinnesbeobachtung so machen kann, daß man damit die Dinge, die über das Geistige gesagt werden, belegen kann. Wonach fragt einen denn heute eigentlich jemand, der da sagt: Beweise mir eine Sache, die das Geistige betrifft? – Er fragt um folgendes: Hast du ein Experiment gemacht, hast du eine sinnliche Beobachtung gemacht, die das erweist? – Warum fragt er so? Er fragt so aus dem Grunde, weil er das Vertrauen verloren hat zu der eigenen inneren Aktivität des Menschen, zu dem Hervorbrechenkönnen von Einsichten, die aus dem Menschen selber kommen, gegenüber dem, was man erhält, wenn man auf das äußere Leben, auf den Sinnenschein und die Verstandeserkenntnis hinschaut. Man möchte sagen: Im Inneren schwach ist die Menschheit geworden; sie fühlt nicht mehr die starke Stütze eines innerlich produktiven Lebens. Und tief beeinflußt alle praktischen Tätigkeiten, vor allen Dingen die Erziehertätigkeit, hat dasjenige, was ich eben gesagt habe. Beweisen in diesem Sinne, durch äußeren Sinnenschein, durch Beobachtung oder Experiment, läßt sich damit vergleichen, daß jemand hingewiesen wird auf irgendeinen Gegenstand, der herunterfällt, wenn er nicht unterstützt wird; die Schwere der Erde zieht ihn an, er muß unterstützt werden, bis er auf einem festen Grund steht. Wenn nun jemand kommt und sagt: Ja, du redest uns davon, daß die Erde und die anderen Himmelskörper im Weltenraum frei schweben; das begreife ich nicht; jeder Gegenstand muß doch unterstützt werden, damit er nicht herunterfällt – so muß man sagen: Aber die Erde fällt doch nicht herunter, die Sonne auch nicht und ebensowenig die anderen Himmelskörper. Man muß vollständig umdenken, wenn man von den Erdenverhältnissen hinausgeht in den kosmischen Raum. Man muß sagen: Da tragen sich die Himmelskörper untereinander, da hören die Gesetze, die für die unmittelbare Umgebung der Erde gelten, auf.

So ist es mit den geistigen Wahrheiten. Wenn man irgend etwas behauptet über das Sinnliche von Pflanze, Tier, Mineral oder den physischen Menschen, so muß man es durch Experiment und Sinnesbeobachtung beweisen. Das heißt in diesem Fall, man muß den Gegenstand unterstützen. Wenn man sich begibt in das freie Reich des Geistes, da müssen sich die Wahrheiten untereinander tragen. Da kann man nur dadurch einen Beweis für die Dinge finden, daß die Wahrheiten sich untereinander tragen. Daher handelt es sich bei der Darstellung des Geistigen ebenso um die klare Hineinstellung irgendeiner Einsicht in den ganzen Zusammenhang, wie die Erde oder ein anderer Himmelskörper frei in den Weltenraum hineingestellt ist. Da müssen sich die Wahrheiten untereinander tragen. So daß derjenige, der da strebt nach Einsichten in die geistige Welt, zunächst suchen muß, wie von anderen Seiten her Wahrheiten kommen, die gewissermaßen mit den freien Gravitationskräften des Beweises die eine Wahrheit ebenso frei im Weltenraum ohne Unterstützung halten, wie ein Himmelskörper durch die gegenseitig wirkenden Gravitationskräfte frei im kosmischen Raum gehalten wird. Das muß gründliche innere Gesinnung werden, so über das Geistige denken zu können, sonst wird man im Menschen zwar das Seelische, nicht aber den Geist, der in ihm ebenso lebt und west wie das Seelische, ergreifen, erziehen und unterrichten können.

Wenn der Mensch hereintritt in die physisch-sinnliche Welt, so wird ihm ja durch Eltern, Voreltern der physische Leib überantwortet. Darüber gibt es heute, wenn auch noch nicht vollständig – sie werden erst in sehr viel späterer Zeit vollendet werden –, doch schon in gewisser Beziehung überschaubare Naturerkenntnisse. Das ist für die Geisteswissenschaft ein Teil der menschlichen Wesenheit. Denn die andere menschliche Wesenheit, die sich vereinigt mit demjenigen, was von Vater und Mutter kommt, die steigt herab als geistig-seelisches Wesen aus der geistig-seelischen Welt. Sie hat zwischen dem früheren Erdenleben und dem gegenwärtigen eine längere Zeit zwischen dem Tod und einer neuen Geburt durchgemacht. Sie hat Erlebnisse gehabt im Geistigen in diesem Lebenslauf zwischen Tod und einer neuen Geburt, ebenso wie wir durch unsere Sinne, durch unseren Verstand, durch unsere Empfindungen, durch unseren Willen körperlich vermittelt zwischen Geburt und Tod unsere Erlebnisse auf Erden haben. Diese Wesenheit mit den Erlebnissen, die geistig durchgemacht worden sind, die steigt herunter, verbindet sich zunächst in einer losen Weise mit dem Physischen des Menschen während der Embryonalzeit und ist im Grunde genommen noch in loser Weise, gewissermaßen äußerlich als Aura den Menschen umschwebend, in dem ersten kindlichen Zeitalter zwischen der Geburt und dem Zahnwechsel gegenwärtig. Und man darf sagen: Deshalb, weil dasjenige, was heruntersteigt aus der geistigen Welt als ein geistig-seelisches Wesen und ebenso real ist, als was wir mit Augen aus dem Mutterkörper hervorgehend schauen, weil das noch loser mit der physischen Körperlichkeit verbunden ist, als es später beim Menschen der Fall ist, deshalb lebt das Kind noch viel mehr als der spätere erwachsene Mensch außerhalb seines Leibes.

Und damit ist nur in anderer Art ausgedrückt, was ich schon gestern sagte: Das Kind ist im allerhöchsten Grade seinem ganzen Wesen nach in dieser ersten Zeit ein Sinneswesen. Es ist wie ein Sinnesorgan. Durch den ganzen Organismus rieselt dasjenige, was an Eindrücken aus der Umgebung kommt, klingt nach, tönt nach, weil das Kind noch nicht so innig wie später der Mensch mit seinem Körper verbunden ist, sondern in der Umgebung lebt mit dem loseren Geistig-Seelischen. Daher wird alles aufgenommen, was an Eindrücken aus dieser Umgebung kommt.

Wie verhält sich nun das, was der Mensch durch die reine Vererbung im Physischen durch Vater und Mutter erhält, zu seiner Gesamtwesenheit? Wenn man mit dem Blick, der da darstellen muß und nicht schlechthin in dem Sinne beweisen will, wie ich das eben charakterisiert habe, wenn man mit dem Blick, der das Geistige anschauen will, die Entwickelung des Menschen betrachtet, dann wird man finden, daß alles im Organismus ebenso auf Vererbungskräften beruht wie die ersten Zähne, die sogenannten Milchzähne. Man schaue sich nur einmal an, aber mit wirklich exaktem Blick, wie anders sich die zweiten Zähne gestalten als die ersten, und wie es da, ich möchte sagen, mit Händen zu greifen ist, was eigentlich am Menschen geschieht von der Geburt bis zum Zahnwechsel. Der ganze Mensch ist nämlich von der Geburt bis zum Zahnwechsel, indem in seinem Physischen die Vererbungskräfte walten, wie eine Art Modell, an dem das Geistig-Seelische arbeitet nach den Eindrücken der Umgebung als rein nachahmendes Wesen. Und wenn man sich versetzt in das Gemüt des Kindes in bezug auf sein Verhältnis zur Umgebung, wie das Kind jede Regung des Seelischen auf sein Ganzes hin betrachtet, wie das Kind in jeder Handbewegung, in jeder Miene, in jeglichem Blick des Auges das dahinterstehende Geistige des Erwachsenen wittert und in sich fortrieseln läßt, wenn man das alles beobachtet, dann findet man eben, wie nach dem Modell, das durch die Vererbung dem Menschen übergeben wird, sich nun im Verlaufe der ersten sieben Lebensjahre ein anderes bildet. Wir bekommen wirklich als Menschen von der Erdenwelt durch die Vererbungskräfte ein Modell mit, nach welchem wir den zweiten Menschen, der eigentlich erst geboren wird mit dem Zahnwechsel, ausbilden. Geradeso wie das Zähnchen, das Milchzähnchen, das im Körper sitzt, herausgestoßen wird durch dasjenige, was an die Stelle sich setzen will, wie man sieht, wie da ein der Individualität des Menschen Angehöriges sich hervorschiebt und das Vererbte abstößt, so ist es mit dem ganzen menschlichen Organismus. Er war in den ersten sieben Lebensjahren das modellhafte Ergebnis der Erdenkräfte. Er wird abgestoßen, ebenso abgestoßen, wie wir die äußeren Ranken unseres Körpers abstoßen, die Fingernägel wegschneiden, die Haare schneiden und so weiter. So wie fortwährend das Äußere abgestoßen wird, wird der Mensch erneuert mit dem Zahnwechsel. Nur ist dieser zweite Mensch, der ganz den ersten ersetzt, den wir durch die physische Vererbung erhalten, nunmehr gebildet unter dem Einfluß derjenigen Kräfte, die sich der Mensch mitbringt aus seinem vorirdischen Leben. Und so kämpfen eigentlich in der Lebensepoche, die zwischen der Geburt und dem Zahnwechsel liegt, die Vererbungskräfte, die der physischen Entwickelungsströmung der Menschheit angehören, mit den Kräften, die sich die Individualität eines jeden einzelnen Menschen herunterbringt aus dem vorirdischen Leben als die Ergebnisse seiner früheren individuellen Erdenleben.

Nun handelt es sich darum, eine solche Tatsache nicht allein aufzufassen mit dem theoretischen Verstande, wie die meisten nach den heutigen Denkgewohnheiten das tun, sondern es handelt sich darum, eine solche Tatsache mit der ganzen inneren menschlichen Wesenheit auch zu erfassen, zu erfassen von Seite des Kindes, zu erfassen von Seite des Erziehenden aus. Wenn wir es von Seite des Kindes erfassen, was da vorliegt, dann finden wir, wie das Kind mit seinem innerlichen Seelenwesen, mit dem, was es sich heruntergebracht hat aus dem vorirdischen Leben, aus der geistig-seelischen Welt, ganz hingegeben ist an das Physische der Auswirkungen der anderen Menschen, die es umgeben. Und dieses Verhältnis ist, ins Naturhafte heruntervesetzt, ins Äußere hineinversetzt, ein Verhältnis, das wir nicht anders bezeichnen können denn als ein religiöses. Wir müssen uns nur verständigen über die Art und Weise, wie solche Ausdrücke gemeint sind. Natürlich, wenn man heute von einem religiösen Verhältnisse spricht, so sieht man hin auf das bewußt entwickelte religiöse Empfinden des Erwachsenen. Es ist das Wesentliche, daß das Geistig-Seelische des erwachsenen Menschen im religiösen Leben in dem Geistigen der Welt aufgeht, sich hingibt an dieses Geistige der Welt. Das religiöse Verhältnis ist ein Sichhingeben, ein gnadeerflehendes Sichhingeben an die Welt, aber es ist beim erwachsenen Menschen durchaus in ein Geistiges getaucht. Die Seele, der Geist sind hingegeben an die Umgebung. Daher scheint es, wie wenn man ein Ding in das Gegenteil verkehren würde, wenn man von der Art, wie der Körper des Kindes an die Umgebung hingegeben lebt, spricht als von einem religiösen Erleben. Aber es ist ein naturhaft-religiöses Verhältnis. Das Kind ist hingegeben an die Umgebung, es lebt in der Außenwelt wie das Auge, das sich absondert von der übrigen Organisation und hingegeben ist an die Umgebung in Verehrung, in Gnadeerflehen; es ist ein religiöses Verhältnis ins Naturhafte heruntervesetzt. Und wollen wir gewissermaßen ein sinnliches Bild desjenigen haben, was auf geistig-seelische Art im Erwachsenen vorgeht, wenn er religiös erlebt, dann brauchen wir nur den Leib des Kindes bis zum Zahnwechsel richtig ins Seelenauge zu fassen. Das Kind lebt religiös, aber eben naturhaft religiös. Es ist nicht die Seele hingegeben, sondern die Zirkulation seines Blutes, sein Atmungsprozeß, die Art und Weise, wie es sich ernährt durch die aufgenommene Nahrung. Alle diese Dinge sind hingegeben an die Umgebung. Die Blutzirkulation, die Atmungstätigkeit, die Ernährungstätigkeit beten an die Umgebung.

Natürlich klingt ein solcher Ausdruck paradox, aber in seiner Paradoxie stellt er gerade die Wahrheit dar. Wenn wir eben nicht mit dem theoretischen Verstande, sondern mit unserer ganzen Menschlichkeit ein solches erfassen, hinschauen auf den Kampf, den in dieser religiös naturhaften Grundstimmung das Kind vor uns entwickelt, den Kampf zwischen den Vererbungskräften und demjenigen, was für einen zweiten Menschen die individuellen Kräfte erbilden durch die Macht, die sie heruntergetragen hat aus dem vorirdischen Leben, dann verfällt man als der Erziehende auch in eine religiöse Stimmung. Aber ich möchte sagen: Während das Kind mit seinem physischen Körper in die religiöse Stimmung des Gläubigen verfällt, verfällt derjenige, der erziehen soll, indem er hinblickt auf dasjenige, was in so wunderbarer Weise zwischen Geburt und Zahnwechsel sich abspielt, in die religiöse Gesinnung des Priesters. Und es wird der Erzieherdienst zu einem priesterlichen Dienst, wie zu einer Art von Kultus, der sich am Weihealtar des allgemeinen Menschenlebens nicht mit dem zum Tode zu führenden Opfer, sondern mit dem zum Leben zu erweckenden Opfer der Menschlichkeit selbst vollzieht. Denn dem irdischen Leben haben wir zu übergeben, was aus der göttlich-geistigen Welt uns zugekommen ist in dem Kinde, das sich durch seine Kräfte einen zweiten menschlichen Organismus bildet aus einer Wesenheit, die durch eine Gabe des göttlich-geistigen Lebens zu uns gekommen ist.

Wenn wir diese Verhältnisse bedenken, dann erwacht in uns etwas wie das priesterliche Erziehergefühl. Und so lange dieses priesterliche Erziehergefühl für die ersten Lebensjahre nicht aufgenommen wird in alles dasjenige, was Erziehung heißt, so lange hat die Erziehung nicht ihre Lebensbedingungen gefunden. Mit dem Verstande beherrschen wollen, was zum Erziehen notwendig ist, Pädagogiken gestalten mit dem Verstande aus äußerer Anschauung der kindlichen Natur, das gibt höchstens Viertelpädagogiken. Ganze Pädagogiken dürfen nicht aus dem Verstande heraus geschrieben sein, ganze Pädagogiken müssen der Ausfluß sein auch der ganzen Menschennatur; nicht nur der äußerlich verstandesmäßig beobachtenden, sondern der innerlich die Geheimnisse des Weltenalls tief erlebenden ganzen Menschennatur. Es gibt wenig, was so wunderbar auf das menschliche Gemüt wirken kann, als wenn wir sehen, wie von Tag zu Tag, von Woche zu Woche, von Monat zu Monat, von Jahr zu Jahr in dem ersten kindlichen Lebensalter das innerliche Geistig-Seelische hervorbricht, wie aus den chaotischen Bewegungen der Gliedmaßen, aus dem am Äußeren hängenden Blick, aus dem Mienenspiel, von dem wir fühlen, es gehört eigentlich der Individualität des Kindes noch nicht ganz an, sich alles das herausentwickelt und an der Oberfläche der menschlichen Gestalt zur Ausprägung kommt, was aus dem Zentrum, aus dem Mittelpunkte des Menschen kommt, wo dasjenige in seiner Wirksamkeit sich entfaltet, was vom vorirdischen Leben als göttlich-geistige Wesenheit herabsteigt. Kann man das so auffassen, daß man verehrend, hingebungsvoll sich sagt: Da offenbart sich die Gottheit, die den Menschen geleitet hat bis zu seiner Geburt, weiter in der Ausprägung des menschlichen Organismus, da sehen wir die wirkende Gottheit, da empfinden wir, wie der Gott zu uns hereinschaut –, kann man diesen Gottesdienst der Erziehung zu einer Angelegenheit seines Herzens machen, dann ist dies dasjenige, was aus unserer eigenen Lehrerindividualität heraus nicht in angelernter, sondern in innerlich hervorquellender, lebendiger Methodik alles Erziehen und Unterrichten leiten kann.

Diese Stimmung dem werdenden Menschen gegenüber, die brauchen wir als etwas, was zu aller erzieherischen Methodik dazugehört. Ohne diese Gemütsstimmung, ohne dieses – im Weltensinne sei es gesagt – Priesterliche im Erzieher läßt sich Erziehung überhaupt nicht durchführen. Daher wird alles, was angestrebt werden soll an Umwandlung der Methodik, gerade darin bestehen müssen, das seit dem 14. Jahrhundert zu stark intellektuell, zu stark verstandesmäßig Gewordene wieder zurückzuführen in das Gemüthafte, in dasjenige, was aus der ganzen Menschennatur, nicht bloß aus dem Kopf hervorquillt. Denn das lesen wir aus dem ab, was uns die Natur des Kindes, wenn wir sie unbefangen betrachten können, lesen lehrt.

Denn welchen Gang hat denn eigentlich unser Zivilisationsleben seit dem 14. Jahrhundert angenommen? Man hat bei dem großen Kulturübergang, Kulturumschwung, der sich mit dem 14. Jahrhundert vollzogen hat, zunächst nur hinschauen können auf dasjenige, was einen von der Innerlichkeit, ich möchte sagen, zur Äußerlichkeit drängte. Es ist das Haften an der Äußerlichkeit so sehr zu etwas Selbstverständlichem für die heutige Menschheit geworden, daß man gar nicht mehr gewahr wird, wie in dieser Beziehung etwas anders werden kann. Man betrachtet den Zustand, in den man gekommen ist in der geschichtlichen Entwickelung, als einen absolut richtigen, nicht bloß als einen solchen, wie er den Bedingungen der Zeitkultur angehört. So wie die Menschen vor dem 14. oder 15. Jahrhundert empfunden haben, so konnte man eben nicht mehr empfinden. Man hat dazumal in einer ebenso einseitigen Art das Geistige betrachtet, wie man heute in einseitiger Weise das Naturhafte betrachtet. Aber es mußte einmal die Betrachtung des rein Naturhaften beim Menschengeschlecht hinzukommen zu dem, was die frühere Menschheit in ihrer Hingabe an das naturlose Geistig-Seelische hatte. Die Vermaterialisierung, der Umschwung war notwendig. Aber erkennen muß man, daß im gegenwärtigen Zeitpunkte, wenn die Menschheit der zivilisierten Welt nicht in Unkultur hinuntersinken will, ein neuerlicher Umschwung, eine Hinwendung zu dem Geistig-Seelischen notwendig ist. In dem Bewußtsein dieser Tatsache liegt eigentlich das Wesentliche aller solcher Bestrebungen, wie die Waldorfschulpädagogik eine ist. Eine solche Bestrebung will wurzeln in demjenigen, was sich für eine tiefere Beobachtung der Menschheitsentwickelung in unserer Zeit als das Notwendige offenbart. Wir müssen wiederum zurück zum Geistig-Seelischen. Dazu müssen wir erst ein deutliches Bewußtsein davon haben, wie wir aus ihm herausgekommen sind. Das haben heute viele eben noch nicht. Daher betrachten sie dasjenige, was wiederum zurückführen will zum Geistigen, wie ein, ja, nicht ganz Gescheites, könnte man sagen.

In dieser Beziehung bekommt man ja merkwürdige Proben zu hören. Nur wie in Parenthese, wie in der Klammer, möchte ich von einer interessanten Probe sprechen. Sehen Sie, da ist über die anthroposophische Methode, die Welt zu betrachten, auch ein im übrigen sehr interessantes Kapitel enthalten in dem neuen Buch von *Maurice Maeterlinck* «Das große Rätsel». Er bespricht da auch die Anthroposophie und - verzeihen Sie, daß ich persönlich werde - er bespricht mich. Er hat manche Bücher von mir gelesen, und er sagt folgendes - sehr interessant -, er sagt: Wenn man anfängt, meine Bücher zu lesen, dann stelle ich mich dar als ein abwägender, logischer, vorsichtiger Geist; wenn man weiter meine Bücher liest, in den späteren Kapiteln, dann erscheint es, als ob ich wahnsinnig geworden wäre. - Sehen Sie, das mag ja Maurice Maeterlinck so erscheinen, er hat natürlich das Recht dazu, subjektiv hat er das Recht dazu, denn warum sollte ich ihm nicht in den ersten Kapiteln als abwägend, logisch, wissenschaftlich erscheinen und in den späteren Kapiteln als verrückt? Das ist sein gutes Recht selbstverständlich, das wird ihm niemand abstreiten wollen. Aber es handelt sich darum, ob so etwas nicht zugleich absurd ist. Und es stellt sich als absurd heraus, wenn man folgendes bedenkt. Ich habe leider, Sie können dies an der sonderbaren Ausgestaltung des Büchertisches sehen, in meinem Leben recht viel geschrieben, und man kann schon sagen, wenn ich ein Buch aufgehört habe zu schreiben, fange ich wiederum an, ein neues zu schreiben. Wenn dann Maurice Maeterlinck dieses liest, so wird er wieder finden, daß ich in den ersten Kapiteln vorsichtig, abwägend, wissenschaftlich bin, bei den späteren Kapiteln werde ich wiederum wahnsinnig; dann gehe ich daran, ein drittes Buch zu schreiben, dann muß ich in den ersten Kapiteln wieder vernünftig sein und so weiter. Nun sehen Sie, ich muß also die Kunst verstehen, in den ersten Kapiteln des Buches durch Willkür ein ganz vernünftiger Mensch zu werden und ebenso durch Willkür wahnsinnig zu werden, um mich dann gleich wieder zurückzuversetzen in die Vernünftigkeit, wenn ich darangehe, das nächste Buch zu schreiben! Ich müßte also abwechselnd ein vernünftiger Mensch und dann wieder wahnsinnig werden. Er hat natürlich sein gutes Recht, das zu finden, aber auf die Absurdität einer solchen Anschauung aufmerksam zu werden, das vergißt er. Und so wird ein solcher bedeutender Mensch der Gegenwart eben absurd. Das soll nur, wie gesagt, ein Einschiebsel sein.

Es werden sich viele Menschen eben gar nicht bewußt, daß sie nicht aus dem ursprünglichen Quell der Menschennatur heraus urteilen, sondern aus demjenigen, was der äußeren Kultur seit dem 14. Jahrhundert eingeprägt worden ist durch die äußere materialistische Lebensgestaltung und Bildung. Tiefer in den Menschen hineinzuschauen, das ist vor allen Dingen die Aufgabe des Pädagogen, des Erziehers, und damit eigentlich aller Menschen, die irgendwie mit Kindern etwas zu tun haben. Daher handelt es sich darum, durchaus sich bewußt zu sein, wie alles, was als Regung in der Umgebung lebt, im Kinde fortvibriert. Man muß sich schon klar darüber sein, daß in dieser

Beziehung tatsächlich Imponderabilien, wie ich gestern sagte, herrschen. Das Kind wittert aus demjenigen, was wir in seiner Umgebung tun, heraus, welche Gedanken einer Handbewegung, einer Gebärde zugrunde liegen. Es wittert sie heraus, nicht dadurch selbstverständlich, daß es die Gebärden deutet, sondern durch ein viel regsameres inneres Verbundensein des Kindes mit dem Erwachsenen, als das später der Fall ist beim Erwachsenen gegenüber dem erwachsenen Menschen. Und so kommt es, daß wir uns nicht gestatten dürfen, in der Umgebung des Kindes anderes zu empfinden und zu denken als dasjenige, was in dem Kinde weitervibrieren kann. Im erzieherischen Verhalten gegenüber den ersten Jahren des Kindes muß durchaus der Grundsatz herrschen: Du mußt bis in deine Empfindung, Gefühl, Gedanke hinein in der Umgebung des Kindes so erleben, daß es in dem Kinde weitervibrieren kann. Und dann werden für das kindliche Alter der Psychologe, der Seelenbetrachter, der lebenserfahrene Mensch und der Arzt eine Einheit. Denn alles dasjenige, was auf das Kind einen Eindruck macht, so daß das Kind seelisch reagiert, setzt sich fort in seiner Blutzirkulation, in der Art und Weise, wie es verdaut, bildet sich aus als Anlage desjenigen, was die Gesundheitsverfassung des späteren Lebens ist. Indem wir geistig-seelisch erziehen, rechnend auf die Nachahmefähigkeit des Kindes, erziehen wir zu gleicher Zeit körperlich-physisch. Denn das ist die wunderbare Metamorphose dessen, was an das Kind geistig und seelisch herantritt, um zur physischen Konstitution, zur organischen Verfassung, zur Gesundheits- oder Krankheitsanlage für das spätere Leben zu werden.

So kann man sagen: In der Waldorfschulpädagogik erziehen wir nicht deshalb geistig-seelisch, weil wir in einseitiger Weise auf das Geistig-Seelische wirken wollen, sondern wir erziehen geistig-seelisch aus dem Grunde, weil wir wissen, daß wir damit im eminentesten Sinne das Innere des Menschen, das innerhalb seiner Haut gelegen ist, physisch erziehen. Das wird sich Ihnen an den Beispielen zeigen, die ich gestern vorbrachte. Nach dem Modell, das die Vererbungskräfte dem Menschen geliefert haben, baut er seinen zweiten Menschen auf, der dann da ist zum Erleben in der zweiten Lebensepoche zwischen dem Zahnwechsel und der Geschlechtsreife. Ebenso wie in der ersten Lebensepoche der Mensch sich einen zweiten Leib gewissermaßen erkämpft durch dasjenige, was in ihm aus früheren Erdenleben unvererbt in dem rein geistigen Leben zwischen dem Tod und einer neuen Geburt in der Individualität vorhanden ist, ebenso kämpfen in der zweiten Epoche zwischen Zahnwechsel und Geschlechtsreife die Einflüsse der Außenwelt gegen dasjenige, was der Mensch sich in seine Individualität eingliedern will. Jetzt werden die Einflüsse in der Außenwelt mächtig. Und der Mensch wird innerlich gefestigt, weil er nicht mehr wie ein Sinnesorgan so fortvibrieren läßt in seiner Organisation alles das, was in der Außenwelt da ist. Das sinnliche Erfassen konzentriert sich mehr an die Oberfläche des Menschen, an die Peripherie. Die Sinne nehmen erst jetzt ihre Selbständigkeit an, und als erstes tritt einem dann entgegen am Menschen etwas, was nicht intellektualistische Beziehung zur Welt ist, was eine Beziehung zur Welt ist, die sich nur vergleichen läßt mit der künstlerischen Lebensauffassung. Während unsere erste Lebensauffassung eine religiöse ist, in der wir als naturhaft religiöse Geschöpfe der Natur gegenüberstehen, hingegeben sind an die Umgebung, wird es jetzt zu unserem inneren Bedürfnis, alles dasjenige, was uns in der Umgebung entgegentritt, nun nicht mehr bloß hinzunehmen und es passiv fortvibrieren zu lassen in der Leiblichkeit, sondern es bildhaft umzugestalten. Das Kind ist zwischen dem Zahnwechsel und der Geschlechtsreife ein Artist, wenn eben auch in kindlicher Weise, wie es in der ersten Lebensepoche bis zum Zahnwechsel in naturhafter Weise ein Homo religiosus, ein religiöses Geschöpf ist. Da das Kind jetzt fordert, alles in bildhaft-künstlerischer Weise zu bekommen, hat ihm der Lehrende, Erziehende gegenüberzustehen als ein solcher, der alles, was er an das Kind heranbringt, als ein künstlerisch Formender an das Kind heranbringt. Das ist dasjenige, was als eine Forderung an den Erziehenden und Unterrichtenden unserer heutigen Kultur gestellt werden muß, was in die Erziehungskunst einfließen muß. Künstlerisches muß sich abspielen zwischen dem Zahnwechsel und der Geschlechtsreife zwischen dem Unterrichtenden und Erziehenden und dem heranwachsenden Menschen. In dieser Beziehung haben wir als Lehrer gar mancherlei zu überwinden. Denn unsere Zivilisation und Kultur, die uns äußerlich zunächst umgeben, sind ja so geworden, daß sie nur noch auf den Intellekt berechnet sind, daß sie auf das Künstlerische noch nicht berechnet sind.

Wenn wir in unseren heutigen Handbüchern die wunderbarsten Naturvorgänge, sagen wir, die Darstellung des embryonalen Lebens lesen, oder wenn wir die diesbezüglichen Lehren an unseren Schulen aufnehmen – ich kritisiere das nicht, ich charakterisiere es nur, denn ich weiß sehr gut, daß das so werden mußte und daß es in einem bestimmten Zeitpunkte der Menschheitsentwickelung eine Notwendigkeit war –, wenn wir mit der Kraft, die heute wieder erwachen will, das aufnehmen, was sich uns da darbietet, dann geschieht etwas im Fühlen des Menschen, was man sich gar nicht gestehen mag, weil man glaubt, man sündigt gegen die Reife, die das Menschengeschlecht in der weltgeschichtlichen Entwickelung erlangt hat. Und es wäre gut, wenn man sich ein diesbezügliches Geständnis machen würde. Lesen Sie heute Bücher über Embryologie, über Botanik, Zoologie: Es ist ja zum Verzweifeln, wie man sofort in intellektualistische Kälte untertauchen muß, und wie alles Künstlerische – denn es gibt nichts Intellektualistisches, was im Werden der Natur lebt – da ganz bewußt methodisch ausgetrieben wird. Wenn wir als Lehrer ein heutiges Botanikbuch zur Hand nehmen, das nach ganz exakten Regeln der Wissenschaft geformt ist, so haben wir als Lehrer die Aufgabe, zunächst alles das aus uns auszuschalten, was wir in diesem Buche finden. Wir müssen es natürlich aufnehmen, weil wir sonst auf keine andere Weise zur Kenntnis dessen kommen, was in der Pflanzenwelt vorgeht. Wir müssen uns schon opfern, durch die heutigen Bücher das kennenzulernen. Aber wir müssen sie ausschalten, sobald wir als Lehrende oder Erziehende an das Kind zwischen dem Zahnwechsel und der Geschlechtsreife herantreten. Da muß sich durch uns selber, durch unsere künstlerische Lebendigkeit, durch unseren künstlerischen Sinn alles ins Künstlerisch-Bildhafte umgestalten. Da muß sich das, was in meinen Gedanken lebt über die Natur, in dasjenige verwandeln, was auf den Flügeln menschlicher artistischer Begeisterungsfähigkeit zum Bilde wird und als Bild vor die kindliche Seele hintritt. Künstlerisch gestalten den Unterricht zwischen dem Zahnwechsel und der Geschlechtsreife, das ist dasjenige, um was es sich nur handeln kann bei einer Metamorphose unserer pädagogischen Grundansichten von der Gegenwart in die nächste Zukunft hinein. Wie wir ein Priesterliches brauchen für die erste kindliche Lebensepoche, so brauchen wir ein Artistisches, ein Künstlerisches für die zweite Lebensepoche des Menschen, für die Epoche zwischen dem Zahnwechsel und der Geschlechtsreife. Denn was tun wir denn eigentlich, wenn wir an dem Menschen bilden in dieser Lebensepoche? Da will die Individualität, die aus früheren Erdenleben und aus der geistigen Welt heraus kommt, sich einen zweiten Menschen allmählich gestalten und will ihn durchdringen, und wir stehen Pate bei diesem Durchdringen, wir einverleiben dasjenige, was wir neben dem Kinde lehrend, erziehend tun, den Kräften, die sich in das Geistig-Seelische hineinweben sollen, um den zweiten Menschen, den Menschen gerade in seiner Eigenart zu gestalten. Wiederum muß es das Bewußtsein von dieser Weltstellung sein, was wie ein innerlich belebender Impuls dasjenige durchdringt, was Unterrichtsmethodik und Lebensbedingungen des Erziehens sein sollen. Nachdenken kann man gar nicht über das, was man da tun soll; man kann es nur werden lassen unter dem lebendigen Eindruck, den das Kind auf den Lehrenden und Erziehenden macht.

Denn in zwei Extreme kann man in dieser Lebensepoche beim Unterrichten und Erziehen verfallen. Das erste Extrem wird darin bestehen, daß wir aus der intellektualistischen Anlage zu intellektuell an das Kind herantreten, von dem Kinde fordern, daß es zum Beispiel scharfkonturierte Begriffe aufnimmt, Definitionen, wie man sagt. Es ist ja so bequem, zu erziehen und zu unterrichten mit Definitionen. Denn die Begabteren lernen die Definitionen nachsagen, und man kann dann sich die Bequemlichkeit verschaffen, in den nächsten Stunden das gewußt zu sehen von den Kindern, was man ihnen in den vorhergehenden Stunden beigebracht hat. Und die es dann nicht wissen nach einer gewissen Zeit, die läßt man sitzenbleiben. Das ist eine sehr bequeme Methode. Aber sie läßt sich vergleichen mit der Methode, die ein Schuster entwickeln würde, wenn er für ein dreijähriges Kind Schuhe machen müßte und nun verlangt, daß sie das zehnjährige noch tragen soll; sie sind scharf konturiert, die Schuhe, aber sie passen dem Kinde nicht mehr. So ist es mit dem, was das Kind aufnimmt. Was das Kind im siebten, achten Lebensjahre aufnimmt, im zwölften Lebensjahre paßt es nicht mehr zu seiner Seele, es kann es ebensowenig brauchen wie die Schuhe, die zu klein geworden sind. Nur bemerkt man das beim Seelischen nicht. Der Lehrer, der im zwölften Jahre des Kindes noch die Definitionen verlangt, die früher gebracht worden sind, der gleicht dem Schuster, der dem zehnjährigen Kinde die Schuhe des dreijährigen noch anziehen will. Es kommt bloß mit den Zehen hinein, die Schuhe umfassen die Fersen nicht mehr. Ein großes Stück des Geistig-Seelischen bleibt außerhalb des Unterrichtens und Erziehens. Was notwendig ist, das ist, durch ein künstlerisch Biegsames, das wachsen kann, dem Kinde solche Empfindungen und Vorstellungen und Vorstellungsempfindungen im Bilde zu geben, die Metamorphosen durchlaufen können, die einfach dadurch, daß die Seele wächst, mitwachsen können. Dazu gehört aber ein lebendiges Verhältnis des Lehrers, des Erziehers zu dem Kinde, nicht ein totes, das man aus toten pädagogischen Begriffen sich aneignet. Und deshalb muß auch der ganze Unterricht zwischen dem ungefähr siebenten, achten und dem vierzehnten, fünfzehnten Lebensjahre in dieser Weise von Bildhaftigkeit durchdrungen werden.

Das widerstrebt in vieler Beziehung dem Äußeren unserer heutigen äußerlichen Kultur. Gewiß sind wir in diese heutige Kultur hineingestellt. Wir lesen Bücher; da sind sinnvolle Inhalte vermittelt durch solche kleine Zeichen, die wir a, b, c und so weiter nennen. Wir denken gar nicht daran, wie wir malträtiert worden sind, um diese Zeichen zu lernen, denn sie stehen in gar keinem Verhältnis zu unserem inneren Leben. Warum sollte denn ein A oder ein E so sein, wie es heute ist? Es gibt keine innere Notwendigkeit. Man kann es nicht erleben, wenn man das, was man als Verwunderung, als ah! ausspricht, so aufschreiben soll, noch gar ein h dazu machen soll. Das war auch noch nicht vorhanden in einer älteren Menschheit. Da verbildlichte man in der äußeren Bilderschrift dasjenige, was äußere Vorgänge waren. Da hatte man, wenn man hinsah auf das Blatt, auf die Tafel, auf der man so etwas vergegenwärtigte, einen Nachklang des äußeren Prozesses oder äußeren Dinges. Es handelt sich darum, daß wir vor allen Dingen das sechs-, siebenjährige Kind mit dem Erlernen der Schriftgestaltung, wie sie heute ist, verschonen; es handelt sich darum, daß wir an das Kind heranbringen dasjenige, was aus dem Kinde selber kommen kann, aus der Betätigung seiner Arme, aus der Betätigung seiner Finger. Es schaut mit seinen Augen irgendeinen glänzenden Gegenstand an. Es wird, wenn es den glänzenden Gegenstand anschaut, einen Eindruck haben, und man läßt es den Glanz durch eine Art glänzende Zeichnung fixieren. Dann weiß das Kind, worum es sich handelt. Streift das Kind von oben nach unten über einen Stab, und ich lasse es dann einen Strich machen, der von oben nach unten geht, dann weiß das Kind wieder, worum es sich handelt. Ich zeige ihm einen Fisch. Ich lasse das Kind die Hauptrichtung des Fisches verfolgen. Dann lasse ich die Hinter- und Vorderflosse verfolgen; das durchquert das vorige. Ich lasse die Hauptrichtung und dann dieses Durchqueren aufzeichnen und sage: Was du da auf dem Papier hast, das kommt vom Fisch. Du hast ihn ja angegriffen. – Und jetzt führe ich hinüber in das innere Erleben des Wortes Fisch. Da ist darinnen das F. Das lasse ich jetzt auch so machen: einen Strich und durchqueren. Ich hole mir den Laut, mit dem das Wort Fisch beginnt, aus dem heraus, was erfühlt wird von dem Kinde. So kann ich das Ganze der Schrift hervorgehen lassen nicht aus abstraktem Nachahmen der Zeichen, wie sie heute sind, sondern aus dem Erfassen der Dinge selber, die im zeichnenden Malen, im malenden Zeichnen der Kinder entstehen. So kann ich die Schrift hervorholen aus dem zeichnenden Malen, aus dem malenden Zeichnen. Dann stehe ich in der lebendigen Bildhaftigkeit darinnen.

Ich brauche nur hinzudeuten auf ein solches künstlerisches Beginnen, und man wird schon fühlen können, wie es das ganze Kind in Anspruch nimmt, nicht bloß einseitig das Verstehen, das man bei dem einen Extrem zu sehr in Anspruch nimmt. Geht man so aus dem Intellektuellen in das Bildhafte hinein, so tritt das Intellektualistische ganz zurück für das kindliche Alter. Übertreibt man das Intellektualistische, ist man nicht imstande, auf das Bildhafte überzugehen, dann kommt beim Kinde in einer feinen, intimen Weise der Atmungsprozeß in Unordnung. Ich möchte sagen, es verdichtet sich in einem ohnmächtig werdenden Ausatmungsprozeß. Das müssen Sie sich nicht gleich grob vorstellen, sondern in feiner Weise, in differentieller Weise. Es verdichtet sich der Ausatmungsvorgang, und das Kind hat ein unterbewußtes Alpdrücken, wenn der Intellektualismus zwischen dem siebenten und vierzehnten Jahre zu stark an es herangebracht wird. Es kommt ein innerlich, ich möchte sagen, intimes Alpdrücken zustande, das der Organisation bleibt und das in einem späteren Alter zu asthmatischen Zuständen oder allerlei Krankheiten treibt, welche zusammenhängen mit einem nicht flotten Atmungsprozeß.

Treibt man dagegen das andere Extrem zu weit, stellt man sich in die Schule hinein wie ein kleiner Cäsar, indem man natürlich glaubt, man sei ein großer Cäsar, dann stellt sich heraus, daß das Kind sich fortwährend an den Willensimpulsen des Lehrers spießt. Ebenso wie man die Ausatmung verdichtet durch das Extrem des Intellektualistischen, verdünnt man die Kräfte, welche den Stoffwechsel besorgen sollen, durch ein einseitiges Befehlen, ein einseitiges Entwickeln der Willensimpulse als Lehrer. Es entwickeln sich im Kinde die Schwächen der Verdauungsorgane, die dann im späteren Alter zum Vorschein kommen können. Beides ist eine Unmöglichkeit in der Erziehung: das Intellektualistische auf der einen Seite, und das vom Lehrer ausgehende übertriebene Willenshafte auf der anderen Seite. In dem Waagehalten, in dem Gleichgewichthalten zwischen beiden, in dem, was sich im Gemüte vollzieht, wenn der Wille sanft übergeht in die eigene Tätigkeit des Kindes, und dem, wo der Intellekt sich abmildert, so daß er den Atmungsprozeß nicht bedrückt, in der Gemütsbildung, die nach dem Bilde hinneigt und die sich äußert in einem solchen

Schwebenkönnen, wie ich es charakterisiert habe, da liegt das Heil der kindlichen Entwickelung zwischen dem Zahnwechsel und der Geschlechtsreife.

So kann man ablesen an der Menschenentwickelung aus wahrer Menschenerkenntnis heraus dasjenige, was man von Woche zu Woche, von Monat zu Monat, von Jahr zu Jahr mit dem Kinde erzieherisch und unterrichtend zu vollbringen hat. Der Lehrplan muß sein eine Kopie desjenigen, was man in der Menschenentwickelung lesen kann. Wie das geschieht, werde ich mir erlauben, in allen Einzelheiten in den nächsten Vorträgen zu entwickeln.

DRITTER VORTRAG

Stuttgart, 10. April 1924, vormittags

Es ist für ein gedeihliches Erziehen und Unterrichten notwendig, daß man sich als der Erziehende und Unterrichtende den richtigen Blick angewöhnt, der dazu führt, die Regungen, die werdende Gestaltung des kindlichen Organismus wirklich zu durchschauen. Ich möchte, um klarzumachen, was da eigentlich vorliegt, ausgehen von einem Vergleich.

Nehmen Sie das Lesen, so wie wir es üben als Erwachsene, das gewöhnliche Lesen. Dasjenige, was uns durch das Lesen vermittelt wird, wenn wir in ganz gewöhnlichem Sinne ein Buch lesen, ist doch sicher nicht dasjenige, was wir etwa aussprechen würden damit, daß wir sagen würden: Ein B hat diese Form, ein C hat diese Form. Denn schließlich, wenn jemand den Goetheschen «Wilhelm Meister» liest, wird er nicht als Resultat seines Lesens die Buchstaben beschreiben; sondern das, was er aufnimmt, ist ja ganz und gar nicht auf dem Papier, ist ja gar nicht in diesem Einband enthalten. Dennoch muß jemand, der den «Wilhelm Meister» seinem Inhalte nach aufnehmen will, gelernt haben, die Buchstaben und ihren Zusammenhang zu lesen. Er muß also die Formen der Buchstaben kennen. Ähnlich muß das Verhältnis des Lehrenden, des Erziehenden zum Kinde ein Lesen in der menschlichen Wesenheit werden. Daher wird für den Lehrenden und Erziehenden durch die Kenntnis desjenigen, was ihm die auf das Materielle sowohl der Organe wie der Funktionen bezügliche Physiologie und so weiter sagen kann, nicht mehr herauskommen als beim Lernen der Buchstaben selber herauskommt. Man muß als Lehrender und Erziehender nicht nur lernen, die Lunge sieht so aus, hat diese und jene Funktion in der physischen

Welt, das Herz und so weiter sieht so und so aus; da würde man erst so viel von der Menschenwesenheit verstehen können, als einer versteht von dem Sinn eines Buches, wenn er nichts kann als die Buchstaben beschreiben, wenn er nicht lesen kann.

Nun ist in der neueren Kulturentwickelung die Sache so gegangen, daß in der Tat die Menschen allmählich abgekommen sind davon, in der Natur und namentlich in der menschlichen Natur zu lesen. Unsere Naturwissenschaft ist kein Lesen, unsere Naturwissenschaft ist ein Buchstabieren. Und solange man das nicht mit aller Schärfe in sich aufgenommen hat, wird man nicht eine wirkliche pädagogische Kunst, eine wirkliche Didaktik aus wahrer Menschenerkenntnis heraus entwickeln können. Es muß eine lesende, nicht eine buchstabierende Menschenerkenntnis sein. Man bleibt natürlich unbefriedigt, wenn man zunächst nur dieses hört, weil man den Einwand machen muß: Ja, wie ist es denn gekommen, da ja doch das Menschengeschlecht in einem fortwährenden Fortschritt sein soll, daß in bezug auf das Durchschauen der Welt gerade in der Epoche des größten Aufschwunges der Naturwissenschaften, den man als philosophischer Anthroposoph voll anerkennt, eigentlich ein Rückschritt stattgefunden hat?

Da muß folgendes gesagt werden. Bis zum 14., 15. Jahrhundert herein haben die Menschen in der Natur überhaupt nicht «buchstabieren» können. Sie haben die Naturerscheinungen angeschaut und einen instinktiv-intuitiven Eindruck, namentlich vom Menschen, gehabt. Sie sind nicht heruntergegangen bis zu der Beschreibung der einzelnen Organe, sondern sie hatten eine Art von geistig-sinnlicher Bildung, instinktiv einen Eindruck von dem Gesamtmenschlichen. Solch einen Eindruck kann man nur haben, wenn man in seinem Inneren nicht ganz frei wird. Denn es ist ein unwillkürlicher Eindruck, es ist kein Eindruck, den man innerlich beherrscht. Daher mußte eine Epoche in der geschichtlichen Entwickelung der Menschheit kommen, die im 14., 15. Jahrhundert begonnen hat, die jetzt zu Ende gehen muß, in der man eigentlich weltgeschichtlich alles vergessen hat, was in der früheren Zeit an instinktiver Menschenerkenntnis da war, in der man sich befaßt hat mit dem Buchstabieren in der Menschennatur, so daß man eigentlich im letzten Drittel des 19. Jahrhunderts und als Nachwirkung in dem bisherigen 20. Jahrhundert in der allgemeinen Kulturbildung vor sich hatte eine geistesleere Weltanschauung, so wie man eine Geistesleere vor sich hätte, wenn man nicht lesen könnte, sondern bloß die Formen der Buchstaben anschaute. In dieser Zeit erstarkte gerade im allgemeinen die Menschennatur, weil das unwillkürliche Leben und Wesen des Geistes in der Menschennatur gerade in den Gebildeten nicht vorhanden war.

So muß man in die Weltgeschichte hineinschauen können, sonst wird man seine Stellung als Mensch in der Zeitentwickelung nicht richtig beurteilen können. Das, was damit gesagt wird, ist ja allerdings in vieler Beziehung bedrückend gerade für den modernen Menschen. Denn er ist ja, wie ich schon angedeutet habe, mit einem gewissen Bildungshochmut, namentlich wenn er etwas gelernt zu haben glaubt, behaftet, und er schätzt sein Buchstabieren in der Natur wesentlich höher als dasjenige, was in früheren Epochen der Erdenmenschheitsentwickelung da war. Der heutige Anatom glaubt ganz gewiß mehr über Herz und Leber zu wissen, als die vorangehenden Anatomen gewußt haben. Die vorangehenden Anatomen hatten ein Bild von Herz und Leber, das in sich ein Geistiges trug in der Anschauung. Man muß sich hineinversetzen können in die Art und Weise, wie der heutige Anatom das Herz anschaut: es ist für ihn so etwas wie eine bessere Maschine, eine bessere Pumpe, die das Blut durch den Körper treibt. Wenn man sagt, er sehe ein Totes, wird er es ableugnen. Er leugnet es von seinem Standpunkt mit Recht ab, selbstverständlich, denn er kann das gar nicht einsehen, worum es sich handelt, während der ältere Anatom im Herzen etwas wie ein geistiges Wesen gesehen hat, das sich geistig-seelisch betätigt. Der Inhalt der sinnlichen Anschauung war durchsetzt von etwas Geistigem, auf das er zugleich schaute. Dieses Schauen des Geistigen konnte nicht mit klarer, voller Besonnenheit vor sich gehen, sondern es war etwas, was unwillkürlich kam. Hätte die Menschheit fortfahren müssen, in diesem sinnlichen Anschauen zugleich ein Geistiges zu haben, dann wäre es unmöglich gewesen, daß die Menschheit in ihrer Entwickelung die volle moralische Freiheit ergriffen hätte, die auch einmal kommen mußte in dieser geschichtlichen Entwickelung.

Wenn Sie den ganzen Werdegang der Geschichte seit dem 14., 15. Jahrhundert verfolgen, gerade in den zivilisierten Gegenden verfolgen, was in der nachfolgenden Entwickelung im weitesten Umkreise gegoren hat von den böhmisch-mährischen Brüdern in Mitteleuropa, deren Streben einen entschieden pädagogischen Einschlag hatte, bis zu *Wiclif, Hus,* bis herauf zu dem, was man gewöhnlich die Reformation nennt, so werden Sie überall finden das Streben nach Freiheit, das dann seinen Ausdruck findet in den Revolutionsbewegungen des 18. Jahrhunderts. Und noch immer ist es ein Ringen der Menschheit, die Freiheit innerlich zu erleben. Das hätte nicht kommen können, wenn die alte Art der Anschauung geblieben wäre. Man mußte sozusagen eine Zeitlang von dem im Menschen unwillkürlich wirkenden Geiste frei werden, damit der Mensch frei das geistige Wirken in sich aufnehmen könne. Und wer so sich unbefangen das Wirken der geistigen Kultur anschaut, der wird sich schon sagen müssen: Eigentlich muß der Pädagoge zuerst ein volles Bewußtsein entwickeln von dem, was da im Menschenwerden der Erde vor sich geht. Er muß zuerst aus jenem instinktiven Zusammensein des Lehrenden und des zu Erziehenden, wie es in alten Zeiten der Fall war, ein bewußtes Zusammensein entwickeln. Das läßt sich nicht entwickeln, wenn man seine Bildung herausnimmt aus einem bloßen Buchstabieren, das auch eingezogen ist in die ganze Wissenschaft, das in das gesamte menschliche Erkennen eingezogen ist. Das läßt sich nur gewinnen, wenn man nun wiederum bewußt aufsteigen lernt von dem Buchstabieren zum Lesen. Das heißt: Wie man in dem Verhältnis, das man zu einem Buche hat, ganz darinnensteckt in dem, was die Buchstaben sagen, aber etwas ganz anderes herausnimmt, als die Buchstaben sagen – die Buchstaben sind sehr unschuldig an dem Inhalt des «Wilhelm Meister» in gewisser Beziehung –, so muß man aus der menschlichen Natur herausnehmen können dasjenige, was nun nicht die heutige Naturwissenschaft an sich sagen kann, sondern was entsteht, wenn man die Angaben der heutigen Naturwissenschaft als Buchstaben betrachtet und dann lesen lernt in der menschlichen Wesenheit.

Deshalb ist es auch so unberechtigt zu sagen, anthroposophische Erkenntnis mißachte die Naturwissenschaft. Das ist gar nicht der Fall; sie achtet sie ganz stark, aber wie derjenige das Buch achtet, der es lesen will, nicht wie der das Buch achtet, der bloß die Buchstabenformen photographieren will. Man muß in dieser Beziehung merkwürdige Dinge sagen, wenn man die Zeitkultur richtig charakterisieren will. Ich gebe irgend jemandem einen Band «Wilhelm Meister» in die Hand. Es ist doch ein Unterschied zwischen dem, der mir sagt: Ich werde gleich meinen Abknipsapparat nehmen, um diesen Band «Wilhelm Meister» auf jeder Seite zu photographieren – und sich gar nicht kümmert um dasjenige, was als Inhalt in dem Buch enthalten ist, und zwischen einem, der gleich schnappt, weil er neugierig ist, was darinnen steht. In der Lage des ersteren ist derjenige, der stehenbleiben will bei der bloßen Naturwissenschaft von heute in der Menschenerkenntnis. Er will eigentlich nichts als die äußeren Formen photographieren, denn er hat auch in seinen Begriffen von den äußeren Formen nur dieses Photographieren. Es ist heute schon so, daß man zu radikalen Aussprüchen kommen muß, wenn man jenes Verhältnis des Menschen zum Menschen und zur Welt charakterisieren will, das heute vorhanden ist, denn man mißversteht ja ganz dieses Verhältnis. Man denkt, man habe heute schon etwas Höheres, als man es gehabt hat vor dem 14., 15. Jahrhundert. Man hat es nicht. Aber man muß wieder dazu kommen, dasjenige, was man hat, in derselben Weise bewußt, willkürlich, besonnen handhaben zu lernen, wie man früher unbewußt in instinktiven Intuitionen zu Anschauungen von der Menschennatur gekommen ist. Diese Bildung innerhalb der Zeitkultur, das ist dasjenige, was sozusagen wie ein Zauberhauch durch alle Lehrerseminarbildung hindurchgehen müßte, was Gesinnungsbildung für die Lehrerschaft werden müßte, was eigentlich erst den Lehrer bringen würde in den Mittelpunkt desjenigen Horizontes der Weltanschauung, den er übersehen, überblicken müßte. Daher ist es heute nicht so notwendig, daß man sich hinsetzt und experimentelle Gedächtnis- und Willensuntersuchungen, Verstandesuntersuchungen macht, sondern wichtig ist, daß die didaktische, die methodische, die pädagogische Bildung in Seminarien dahin orientiert wird, daß eine Gesinnung Platz greift in den Lehrerseelen, die in der Richtung geht, wie ich sie eben charakterisiert habe. Auf das Zentrale des Menschenwesens müßte eigentlich gerade in der Lehrerbildung losgegangen werden.

Und wenn das der Fall ist, dann wird dasjenige, was der Lehrer erfahren kann, erleben kann durch seine eigene Bildung, in ihm nicht ein totes Anwenden von Erziehungsregeln sein, nicht ein Nachdenken darüber, wenn irgendein Kind da ist: Wie wendet man diese oder jene Regel an? – Das ist etwas, was im Grunde genommen gar nicht sein darf, sondern es muß im ganzen Menschenwesen des Lehrers ein intensiver Eindruck entstehen von dem Kinde wiederum als Ganzes, und dasjenige, was da erblickt wird in dem Kinde, muß Freude und Leben erweckend sein. Und jenes Wesen, das als Freude und Leben erweckend im Lehrer wirkt, das muß wachsen können und unmittelbar eingeben dasjenige, was in der Frage liegt: Was machst du mit dem Kinde?

Man muß vom Lesen im Allgemeinen der Menschennatur übergehen zum Lesen in der einzelnen Menschenwesenheit. Überall muß Pädagogik übergeführt werden können, lassen Sie mich diesen materiell gefärbten Ausdruck gebrauchen, in die Handhabung desjenigen, was man braucht. Beim Lesen geht auch dasjenige, was man gelernt hat über den Zusammenhang der Buchstaben, über in Handhabung. Es muß wirklich ein dem Lesen ähnliches Verhältnis werden, in das der Lehrer eingehen kann zu dem Schüler. Dann wird er die materielle Entwickelung des Körperlichen nicht unterschätzen und nicht überschätzen, sondern sich zu ihr in eine richtige Beziehung setzen. Dann wird er erst anwenden lernen, was ihm Physiologie und experimentelle Psychologie über das Kind geben können. Dann wird er vor allen Dingen aufsteigen können von der Einsicht in Einzelheiten zu der Gesamterfassung der werdenden Menschenwesenheit.

Wenn wir das Kind in dem volksschulpflichtigen Alter hereinbekommen in die Schule, dann ist es für eine innere Schau im Grunde genommen eine andere Wesenheit, als es vorher bis zum Zahnwechselalter war. Schauen wir innerlich auf die Menschennatur hin, wie sie vor dem Zahnwechsel war. In den Zähnen kommt etwas heraus, was sich bildet im ganzen menschlichen Organismus auf die Art, wie ich es gestern beschrieben habe. Es ist ein Schießen in die Form, die menschliche Seelenwesenheit arbeitet an dem zweiten Körperlichen des Menschen, wie der Bildhauer arbeitet an der Gestaltung des

Stoffes. Es ist in der Tat ein innerlich unbewußtes plastisches Gestalten. Das kann man nicht auf eine andere Weise von außen beeinflussen als dadurch, daß man das Kind nachahmen läßt, was man selber tut. Was ich vormache, was als eine Bewegung mit meiner eigenen Hand da wirkt und von dem Kinde angeschaut wird, das geht über in sein seelenbildendes Element, und meine Handbewegung wird der Anlaß zur unbewußten plastischen Tätigkeit, die in die Form schießt. Dieses In-die-Form-Schießen ist ganz und gar abhängig von dem Bewegungselemente im Kinde. Was das Kind vollbringt an Bewegungen, wie bei ihm diese Willensregungen übergehen aus dem Chaotischen, Unorientierten in innerlich geordnete, wie das Kind da nach außen plastizierend an sich arbeitet, so geht dieses Plastizieren in einem hohen Grade nach dem Innern vor sich. Wenn wir das Kind in die Volksschule hereinbekommen, so müssen wir uns darüber klar sein, daß mit seinem Fortschreiten in der physisch-seelisch-geistigen Entwickelung der Vorgang, der zuerst nur in den Bewegungen lebte, in eine ganz andere Region herübergeht. Das Kind ist bis zum Zahnwechsel in seiner Blutbildung abhängig von seiner Kopforganisation. Sehen Sie sich einen Menschen an während seiner Embryonalzeit, wie da die Kopfbildung überwiegt, wie sogar die andere organische Bildung von außen, von dem, was im mütterlichen Leibe vor sich geht, abhängig ist, wie alles dasjenige, was vom Kinde selbst ausgeht, von der kindlichen Kopfbildung ausgeht. Das bleibt, wenn auch abgeschwächt, noch vorhanden in der ersten Lebensepoche des Menschen bis zum Zahnwechsel hin. Da ist in alledem, was im menschlichen Organismus vorgeht, im wesentlichen die Kopfbildung beteiligt. Da wirken Kräfte, die von der Kopfbildung, vom Nerven-Sinnes-System ausgehen, hinein in das motorische System, in das plastische Gestalten. Wenn das Kind den Zahnwechsel durchgemacht hat, dann zieht sich die Kopfbildung zurück. Dasjenige, was in den

Gliedmaßen wirkt, das ist nun weniger von der Kopfbildung abhängig; das ist mehr abhängig von dem, was durch die äußerlich aufgenommenen Nahrungsmittel namentlich an Stoffen und Kräften in den menschlichen Organismus übergeht.

Beachten Sie das nur ganz genau! Nehmen wir an, wir essen als Kind in dem Lebensalter vor dem Zahnwechsel irgend etwas, wir essen Kohl zum Beispiel. Essen kann man ihn ja, wenn man ihn nur nicht redet. Der Kohl hat in sich dadurch, daß er Kohl ist, gewisse Kräfte. Diese Kräfte, die der Kohl in sich hat, die eine große Rolle spielen in der Art und Weise, wie der Kohl da auf den Feldern als Pflanze wächst, werden bei dem Kinde möglichst bald aus dem Kohl herausgetrieben, und die Verarbeitung des Kohls wird unternommen von denjenigen Kräften, die von dem Kopfe des Kindes ausstrahlen. Gleich versenkt sich in die Kohlkräfte dasjenige hinein, was von der Kopfbildung des Kindes selber ausstrahlt. Geht das Kind durch den Zahnwechsel durch, dann behält, weil die menschliche Natur sich mehr verinnerlicht, der Kohl viel länger bei seinem Wege durch den menschlichen Organismus seine eigenen Kräfte, und er wird nicht etwa schon im Verdauungssystem umgewandelt, sondern erst beim Übergang von dem Verdauungssystem in das Blutzirkulationssystem. Er wird später umgewandelt. Dadurch wird ein ganz anderes inneres Leben im Organismus hervorgerufen. Während in den ersten Jahren bis zum Zahnwechsel alles eigentlich abhängt von der Kopfbildung und ihren Kräften, wird für das zweite Lebensalter, für das Lebensalter vom Zahnwechsel bis zur Geschlechtsreife, besonders wichtig, wie der Atmungsprozeß mit seinem Rhythmus entgegenkommt der Blutzirkulation, und besonders wichtig wird diese Umwandlung der Kräfte, die da stattfindet an der Grenze zwischen dem Atmungsprozeß und dem Blutzirkulationssystem. So daß für das volksschulpflichtige Alter des Kindes das Wesentliche darin liegt, daß immer eine gewisse Harmonie da sein und durch die Erziehung gefördert werden muß, eine Harmonie zwischen dem Rhythmus, der sich im Atmungssystem herausbildet, und dem Rhythmus, mit dem er sich im Inneren des Organismus berührt, dem Rhythmus, der im Blutzirkulationssystem liegt und der aufschießt aus den äußerlich aufgenommenen Nahrungsmitteln. Der Ausgleich, die Harmonisierung zwischen Blutzirkulationssystem und Atmungssystem, das ist dasjenige, was sich vollzieht zwischen dem Zahnwechsel und der Geschlechtsreife.

Wir wissen ja, wenn wir einem Menschen den Puls fühlen, spüren wir viermal so viel Schläge durchschnittlich im erwachsenen Alter, als wir Atemzüge empfinden. Aber dieses, was da eintritt als das dem menschlichen Organismus normale Verhältnis zwischen dem Atmungsrhythmus und Blutrhythmus, das muß erst erobert werden in demjenigen Alter, das zwischen dem Zahnwechsel und der Geschlechtsreife verfließt. Und die Erziehung muß so eingerichtet sein in all ihrem Verhalten, daß ein der Größe, der Bildung des menschlichen Organismus angemessenes Verhältnis zwischen Atmungsrhythmus und Blutrhythmus eintreten kann. Ein klein wenig verschieden ist dieses Verhältnis zwischen Pulsschlag und Atemzahl immer bei den Menschen. Es hängt dieses Verhältnis bei dem einzelnen Menschen davon ab, wie groß er ist, ob er schlank oder dick ist, es wird beeinflußt durch seine ganzen inneren Wachstumskräfte, durch die plastischen Kräfte, die in den ersten Kinderjahren noch von den Vererbungsverhältnissen herrühren. Es hängt alles davon ab, daß der Mensch seiner Größe, seiner Dickheit oder Schlankheit angemessen das Verhältnis hat zwischen Atmungsrhythmus und Blutrhythmus. Sehe ich ein aufschießendes, zur Schlankheit hintendierendes Kind an, so weiß ich: Da muß ein Atmungsrhythmus sein, der in einer gewissen Beziehung schwächer wirkt auf die Blutzirkulation, als wenn ich einen kleinen Dickling vor mir habe.

Bei dem Dickling muß ich den Atmungsrhythmus durch die ganze Erziehung, durch alles das, was ich geistig-seelisch in ihm hervorbringe, zu stärkerem Druck bringen, zu größerer Schnelligkeit bringen, damit für den Dickling das rechte Verhältnis da ist. Das alles muß aber so selbstverständlich und wiederum unbewußt in dem Lehrer wirken wie das Anschauen der Buchstabenformen bei dem Lesen. Man muß ein Gefühl dafür kriegen können, was man bei dem Dickling tun muß, und was man bei dem Dünnling tun muß und bei allem ähnlichen. Ob ein Kind einen großen Kopf hat im Verhältnis zum übrigen Körper, ob ein Kind einen kleinen Kopf hat, darauf kommt unendlich viel an. Aber das alles ergibt sich, wenn man mit innerer Erziehungsfreude und richtiger Erzieherindividualität in der Klasse darinnensteht und in den Individualitäten der zur Pflege übergebenen Kinder lesen kann.

Da kommt es dann darauf an, daß man nun, man möchte sagen, den fortlaufenden plastischen Prozeß, der wie ein Fortrollen desjenigen ist, was bis zum Zahnwechsel hin geschieht, gewissermaßen auffaßt, ergreift und ihm entgegenkommt, ihm etwas entgegenstellt, was vom Atmungsrhythmus ausgeht. Das ist aber alles dasjenige, was von musikalischer, von rezitatorischer Kunst im Erziehen ausgehen kann. Die Art und Weise, wie wir das Kind sprechen lehren, wie wir das Kind an das Musikalische heranbringen, sowohl an das Hören des Musikalischen wie an das Gesangliche, wie an die Betätigung im Musikalischen, das alles wird für die Erziehung ein Gestalten des Atmungsrhythmus, so daß der sich immer mehr und mehr an den ihm entgegenkommenden pulsierenden Rhythmus von unten herauf anpassen kann. Und es ist schon ein sehr Schönes, wenn der Unterrichtende, der Erziehende dahin kommt, bei alledem, was sich im Sprechenlernen, im Singenlernen für das Kind so herausstellt, daß nun durch das Sprechenlernen, durch das Singenlernen die Gesichtszüge, wenn auch intim, fein, wenn auch nicht für eine grobe Beobachtung, sich da ändern. Wenn wir als Lehrender, als Erziehender für das Lebensalter zwischen dem Zahnwechsel und der Geschlechtsreife hinschauen lernen auf das, was im Blick, in der Physiognomie, in der Bewegung der Finger, in dem Aufstellen der Beine auf den Boden sich herausentwickelt aus dem Sprechenlernen und aus dem Singenlernen, wenn wir das ebenso mit innerer Ehrfurcht beobachten können, wie wir am ganz kleinen Kind beobachten, wie aus dem Zentrum des Menschen heraus die verwaschenen Gesichtszüge übergehen in die schön geformten und so weiter, wenn wir gewissermaßen den Übergang beobachten desjenigen, was wir um das Kind herum tun, in die körperliche Physiognomierung und Gestikulierung des menschlichen Organismus, dann gelangen wir als Lehrende, als Erziehende zu der fortwährend wie aus dem Unbestimmten herauskommenden Empfindungsantwort auf eine Empfindungsfrage. Diese Empfindungsfrage, die man sich gar nicht zum verstandesmäßigen Bewußtsein zu bringen nötig hat, ist diese: Was geschieht mit dem, was ich an dem Kinde im Sprechenlehren, im Singenlehren tue? – Dann antwortet das Kind: Ich nehme auf, oder ich lehne ab! – und man sieht es an der Geste des Körpers, an der Physiognomie, an dem Mienenspiel des Gesichtes: Geht das, was du tust, in das Kind hinein, arbeitet es darinnen, oder verfliegt das, was du tust, in leere Luft, geht einfach durch das Kind durch, und ist es, als ob das Kind gar nichts davon aufnähme? – Viel wichtiger als das Wesen aller Erziehungsregeln: «Das muß man so und das so machen!» ist es, diese Empfindung sich anzueignen, den Reflex des Kindes empfinden, beobachten zu können, wenn man die eigene Tätigkeit entwickelt, wie sie einem entgegenkommt am Reflex. Es ist also im wesentlichen ein intuitives Element, das im Verhältnis des Lehrenden und Erziehenden zu dem Kinde sich entwickeln muß. Man muß sozusagen auch lesen lernen das

Ergebnis seines eigenen pädagogischen Tuns. Dann, wenn man das ganz ermißt, wird man sehen, welche ungeheure Bedeutung es hat, in der richtigen Weise gerade mit dem musikalischen Elemente einzugreifen in Erziehung und Unterricht in der Volksschule und ein Verständnis zu haben für dasjenige, was eigentlich das Musikalische am Menschen ist.

Sehen Sie, wir beschreiben in der Anthroposophie den Menschen nach seinem physischen Leib, der das Grobstoffliche an ihm ist, nach seinem feineren Leib, dem Ätherleib, der noch ein Stoffliches ist, aber ein Stoffliches, das nicht Schwere in sich hat, das eigentlich eher eine Tendenz hat, der Schwere entgegen sich in den Weltenraum zu verflüchtigen. Der Mensch hat seinen schweren physischen Körper, der zur Erde fallen kann, wenn er ihn nicht aufrecht hält; er hat aber auch einen feineren Ätherkörper, der ebenso immer in die Weiten der Welt, der Schwere entgegen, sich verflüchtigen will. Und ebenso wie der physische Körper, wenn er nicht unterstützt wird, hinabfällt, ebenso wie der physische Körper unterstützt werden muß durch die Unterlage, ebenso muß der Ätherleib gehalten werden durch die inneren Kräfte der menschlichen Organisation, damit er sich nicht verflüchtigt. Wir reden also von dem physischen Leib, von dem ätherischen Leib, wir reden dann von dem astralischen Leib, der nun nicht mehr substantiell ist, der nun schon geistig ist, und wir reden von der Ich-Organisation, die erst recht geistig ist. Wir reden von diesen vier Gliedern der menschlichen Wesenheit. Verfolgt man in dieser Weise den Menschen und will man sich Erkenntnis, Menschenerkenntnis über ihn erwerben, dann sagt man sich folgendes: Den physischen Organismus, ihn kann man begreifen, über ihn kann man Einsichten bekommen, wenn man so vorgeht, wie die heutige Anatomie und Physiologie vorgehen; den ätherischen Menschen kann man so schon nicht mehr begreifen, und ganz und gar nicht den astralischen Menschen.

Wie soll man den ätherischen Menschen begreifen? Nun, den ätherischen Menschen zu begreifen, dazu ist eine viel bessere Vorbereitung notwendig als die, die heute gesucht wird, um den Menschen zu begreifen. Den begreift man, wenn man sich hineinlebt in das plastische Gestalten, wenn man weiß, eine Rundung wird so, eine Ecke wird so, aus den inneren Kräften heraus wird das so. Mit dem, was man als die allgemeinen Naturgesetze begreift, kann man den Ätherleib nicht begreifen. Mit dem, was man in die Hand, in die durchgeistigte Hand hineinbekommt, mit dem begreift man den Ätherleib. Daher sollte eigentlich keine Seminarbildung sein ohne eine aus dem Inneren des Menschen hervorgehende künstlerische Betätigung in Plastik, in Bildhauerei. Wenn das fehlt, ist es für das Erziehen viel ungünstiger, als wenn einem fehlt, die Hauptstadt von Rumänien oder der Türkei oder diesen oder jenen Berg zu wissen, denn das kann man im Lexikon nachschlagen. Es ist gar nicht nötig, daß man manches weiß, wovon man heute im Examen Gebrauch macht; das schadet auch nichts, wenn man im Lexikon nachschaut. Aber es gibt noch kein Lexikon, wodurch man jene Beweglichkeit kennenlernt, jenes könnende Wissen und wissende Können, das man in sich haben muß, um den Ätherleib zu begreifen, der nicht nach Naturgesetzen vorgeht, sondern der den Menschen in plastischer Tätigkeit durchzieht.

Und dem astralischen Leib, dem kommt man schon ganz und gar nicht bei, wenn man weiß, das *Gay-Lussac*sche Gesetz lautet so und so, wenn man alle Gesetze kennt, die man in der Akustik lernt, in der Optik lernt. Dem astralischen Leibe kommt man nicht bei mit diesen abstrakten empirischen Gesetzen. Was im astralischen Leibe webt und west, das läßt sich nicht so anschauen. Hat man aber innerlich begriffen, was eine Terz ist, was eine Quinte ist, kann man innerlich erleben dieses Verhältnis – aber innerlich musikalisch anschauend, nicht wie es die Akustik macht –, kann man innerlich musikalisch die Skala erleben, dann erlebt man das, was in dem astralischen Menschen ist. Denn der astralische Leib des Menschen ist Musik, nicht Naturgeschichte, nicht Naturwissenschaft, nicht Physik. Das geht so weit, daß man auch in der formenden Tätigkeit verfolgen kann im menschlichen Organismus, wie die Musik des astralischen Leibes in dem Menschen gestaltet. Sie setzt hier ein in der Mitte der Schulterblätter, strahlt aus zunächst in die Prim der Skala. Indem sie zur Sekunde vorschreitet, bildet sie den Oberarm, indem sie zur Terz fortschreitet, den Unterarm. Indem wir zur Terz kommen, haben wir den Unterschied zwischen Moll und Dur, und wir haben am Unterarm zwei Knochen, nicht einen. Der eine Knochen, die Speiche, stellt das eine, die Elle stellt das andere, Moll und Dur, dar. Wer die äußere menschliche Organisation betrachtet, inwieweit sie vom astralischen Leib abhängig ist, der muß Physiologie treiben nicht als Physiker, sondern als Musiker. Und er muß die innerlich gestaltende Musik im menschlichen Organismus kennen.

Verfolgt, wie ihr wollt, anatomisch den Gang der Nerven im menschlichen Organismus, ihr werdet nie auf den Sinn dieses Ganges der Nerven kommen. Verfolgt ihr aber diesen Gang musikalisch, mit Verständnis der Musikverhältnisse, aber alles tief innerlich hörbar, nicht mit physikalischer Akustik, verfolgt ihr so das Nervensystem, schaut ihr mit musikalischer Anschauung, mit geistig-musikalischer Anschauung, wie diese Nerven von den Gliedmaßen hin verlaufen nach dem Rückenmark, da angespannt werden und von da aus nach dem Gehirn sich fortpflanzen, seht ihr das geistig-musikalisch an, dann bekommt ihr durch das musikalische Anschauen das allerwunderbarste Musikinstrument des Menschen, das aus dem astralischen Leib gebildet ist, und auf dem die Ich-Organisation spielt.

Und lernt man, von da aufsteigend, wie die Sprache sich gestaltet im Menschen, lernt man das innere Gefüge der Sprache, das man ja gar nicht mehr kennenlernt in unserem Zeitalter der fortgeschrittenen Zivilisation, die alles Anschauliche abgestreift hat, lernt man erkennen, was im Menschen dann vorgeht, wenn er ein A, ein I ausspricht, wie im A die Verwunderung gegenüber etwas liegt, im I die In-sich-Erfestigung der inneren menschlichen Wesenheit, lernt man so erkennen, wie sozusagen das Sprachliche in die Organisation des Menschen hineinschießt, lernt man nicht bloß abstrakt sagen, wenn eine Kugel hinrollt: sie rollt –, sondern lernt man im Aussprechen das Rollen, was so innerlich verfließt wie das Rollen der Kugel äußerlich – *rollen* –, lernt man so innerlich anschauend, aber sprachgeistig anschauend kennen dasjenige, was eigentlich in der Sprache wirkt, dann lernt man durch die Struktur des Sprachlichen die Ich-Organisation kennen.

Heute gehen wir, wenn wir die Organisation des Menschen kennenlernen wollen, zum Physiologen, zum Anatomen; wenn wir kennenlernen wollen, was in der Sprache lebt, gehen wir zum Philologen. Aber was von dem einen und dem anderen gesagt wird, hat keine Verbindung. Darum handelt es sich aber, daß eine innerlich-geistige Beziehung entsteht, daß man weiß, in dem Sprechen wirkt und lebt ein lebendiger Sprachgenius, und dieser Sprachgenius, der kann studiert werden, und studiert man ihn, dann lernt man die Ich-Organisation des Menschen kennen.

Wir gliedern in unsere Waldorfschulerziehung die Eurythmie dem Unterrichte ein. Was tun wir damit? Die Eurythmie zerfällt bei uns in eine Toneurythmie und in eine Spracheurythmie. Wir rufen in der Toneurythmie in dem Kinde diejenigen Bewegungen hervor, die entsprechen der Gestaltung des astralischen Leibes; wir rufen in der Spracheurythmie diejenigen Gestaltungen hervor, die entsprechen der Ich-Organisation. Wir arbeiten damit bewußt an der Ausgestaltung des seelischen Menschen, indem wir das Physische tun und Toneurythmie treiben; wir arbeiten bewußt an der Ausgestaltung des geistigen Menschen, indem wir das Physische dafür tun in der Spracheurythmie. Solch ein Arbeiten kann aber nur hervorgehen aus einer wirklich totalen Auffassung der menschlichen Organisation. Wer da glaubt, mit äußerer Physiologie oder mit experimenteller Psychologie, die ja auch nur äußere Physiologie ist, an den Menschen heranzukommen, der sieht eben nicht, daß man ja auch nicht, wenn man jemandem im Leben in irgendeine Stimmung versetzen will, vor ihm auf irgendeine Holzplatte klopfen muß, sondern Musik entwickeln muß. So muß auch das Erkennen nicht stehenbleiben bei den abstrakten logischen Regeln, sondern es muß das Erkennen so zum Erfassen des Menschenlebens aufsteigen, daß es nicht nur die tote Natur begreift oder das Lebendige, wenn es tot geworden ist oder man es tot vorstellt. Wenn man von diesen abstrakten Regeln aufsteigt zu dem, was sich plastisch gestaltet, wie sich jedes Naturgesetz bildhauerisch gestaltet, dann lernt man den Menschen nach seinem Ätherleib kennen. Wenn man aber anfängt, innerlich geistig zu hören, wie sich der Weltenrhythmus ausspricht auf dem wunderbarsten Musikinstrument, das aus dem Menschen gemacht wird durch den astralischen Leib, dann lernt man die astralische Natur des Menschen kennen. Und es müßte ein Bewußtsein davon vorhanden sein: Erste Periode des Lernens: Man lernt abstrakt logisch den physischen Leib des Menschen kennen. Man wendet dann das plastische Gestalten an im intuitiven Erkennen: Man lernt den Ätherleib kennen. Und die dritte Periode: Man wird als Physiologe zum Musiker und schaut den Menschen an, wie man ein Musikinstrument anschaut, wie eine Orgel oder eine Geige, indem man in ihr darinnen die verwirklichte Musik schaut; so lernt man den astralischen Menschen kennen. Und lernt man nicht nur äußerlich gedächtnismäßig mit den Worten verbunden leben, sondern lernt man den Genius in den Worten wirksam kennen, so lernt man die Ich-Organisation des Menschen kennen.

Nun, heute würde man einem schön heimleuchten, wenn man bei einer Universitätsreform etwa des medizinischen Studiums sagen würde: Die Erkenntnis muß aufsteigen vom Lernen zum Plastizieren, zum Musikalischen, zum Sprachlichen. Die Menschen würden sagen: Ja, wie lange würde dann eine Ausbildung sein? Sie dauert ohnedies schon lange genug! Dann soll man noch zum Plastizieren, dann zum Musikalischen und dann noch zum Sprachlichen aufsteigen! – Sie würde aber kürzer sein in Wirklichkeit. Denn die heutige Länge rührt von etwas ganz Besonderem her. Die rührt nämlich davon her, daß man ganz stehenbleibt beim Abstrakt-Logischen und beim empirisch-sinnlichen Anschauen. Da fängt man zwar an beim physischen Leib, aber der ist nicht erklärlich dadurch – und jetzt kommt man an kein Ende. Man kann da alles Mögliche studieren und kann das bis an sein Erdenende fortsetzen: es braucht gar kein Ende zu haben, während es innerlich geschlossen wird, wenn es selber organisch aufgebaut wird für den leiblich-seelisch-geistigen Organismus. Es handelt sich also nicht darum, daß wir etwa durch Anthroposophie noch neue Kapitel aufnehmen in das, was wir schon haben. Oh, wir können schon zufrieden sein mit demjenigen, was die äußere Wissenschaft gibt. Wir bekämpfen sie nicht, wir sind ihr nur dankbar, aber so, wie wir dem Geigenmacher dankbar sind, daß er uns die Geige liefert. Aber was notwendig ist aus unserer Zeitbildung und Zeitkultur heraus, das ist, diese ganze heutige Bildung in die Hand zu nehmen und sie zu durchseelen, zu durchgeistigen, wie der Mensch selber durchseelt und durchgeistigt ist. Es ist notwendig, das künstlerische Element in der Kultur überhaupt nicht so bestehen zu lassen, daß es wie eine Luxusunterhaltung neben dem ernsten Leben einhergeht, wie eine Luxusunterhaltung, der wir uns zuwenden, auch wenn wir sonst das Leben geistig zu nehmen wissen, sondern es so zu nehmen, daß es überall als eine göttlich-geistige Gesetzmäßigkeit Welt und Mensch durchdringt.

Wir müssen verstehen lernen zu sagen: Du stehst der Welt gegenüber. Erst kommst du ihr bei mit logischen Begriffen und Ideen. Das Wesenhafte der Welt gibt aber weiter der menschlichen Natur etwas, was herrührt von der Weltenplastik, die da ebenso aus den Sphären hereinarbeitet wie die Erdenschwere von unten herauf, von dem Erdmittelpunkte heraus, arbeitet. Und in all das gliedert sich hinein Weltenmusik, die da wirkt im Umkreis. Wie die Plastik von oben, die Physik von unten durch die Schwere wirkt, so wirkt in der Bewegung der Gestirne im Umkreis die Weltenmusik. Und das, was den Menschen eigentlich zum Menschen macht, das, was man geahnt hat in alten Zeiten, als man solche Sätze geprägt hat wie diesen: «Im Urbeginne war das Wort, und das Wort war bei Gott, und ein Gott war das Wort», das Weltenwort, die Weltensprache, sie ist das, was auch die menschliche Wesenheit durchdringt und in der menschlichen Wesenheit zur Ich-Organisation wird. Will man erziehen, muß man aus Weltenerkenntnis heraus Menschenerkenntnis gewinnen und auf diese Art künstlerisch gestalten lernen, was man an Menschenerkenntnis aus der Weltenerkenntnis gewonnen hat.

Davon dann heute abend weiter.

VIERTER VORTRAG

Stuttgart, 10. April 1924, abends

Heute morgen versuchte ich darzustellen, wie sich die Erkenntnis des Menschen selber in sich umgestalten muß aus der bloßen Naturerkenntnis in gewissermaßen höhere Erkenntnisformen, wenn der ganze Mensch, also auch der ganze werdende Mensch, das Kind, so begriffen werden soll, daß dieses Begreifen übergehen kann in eine künstlerische Handhabung des Erziehens und Unterrichtens. Ich könnte mir nun denken, daß die Frage entstehe: Ja, handelt es sich denn überhaupt darum, daß derlei Dinge wie das Begreifen des physischen Leibes durch bloßes Beobachten und Intellektualisieren, das Begreifen des Ätherleibes des Menschen durch plastische Übung, das Begreifen des astralischen Leibes durch musikalisches Verständnis, das Begreifen der Ich-Organisation durch Einsicht in das Sprache-Wesen, daß solche Einsicht in den Menschen, wenn sie beim Lehrer und Erzieher vorhanden ist, irgendwie praktisch werden kann? – Ja, wenn man das ganze Wesen des Erziehens und Unterrichtens so zu charakterisieren hat, wie das in diesen Vorträgen hier für die Waldorfschulpädagogik geschehen ist, dann muß man sagen: Es ist sogar das Allerwichtigste, was beim Lehrer, beim Erzieher vorhanden sein muß, die Lebensauffassung, die Weltanschauung; nicht dasjenige, was man gewöhnlich heute unter Weltanschauung versteht, denn das ist etwas durch und durch Theoretisches, sondern etwas, was wie eine Seelenkraft in das ganze tätige Wesen des Menschen, also auch des erziehenden Menschen übergehen kann. Man möchte sagen: Wenn sich der Lehrer oder Erzieher Erziehungsprinzipien aneignen möchte aus dem, was die neueste anerkannte Einsicht in den Menschen gewähren kann, so muß er sich die Begeisterung, die er einmal braucht als Lehrer oder Erzieher, erst von anderswo herholen. Daher die fortwährenden Anweisungen über erzieherische Ideale, die dann doch unwirksam bleiben, weil sie aus irgendwelchen Abstraktionen herausklingen, wenn sie noch so vollberechtigt scheinen. Dagegen wird eine wirkliche, in das Wesen der Welt und des Menschen eindringende Einsicht durch ihr eigenes Dasein im Herzen des Menschen in Begeisterung ausbrechen und den Erzieher und Unterrichter so hineinstellen in seinen Beruf, daß er aus dem, was er in seinem Verhältnis zur Welt und zu sich selbst fühlt, selber Begeisterung schöpfen kann, wie der Künstler, wenn ihm das Kunstwerk in den Gliedern liegt. Da braucht er sich auch nicht erst die Begeisterung von etwas anderem herzuholen: er holt sie sich von der Sache her. Und jene Begeisterung, die beim Lehrenden und Erziehenden aus einer innerlich erlebten und immer neu zu erlebenden Weltanschauung kommt, jene innerliche Begeisterung, die wird sich übertragen auf die Seelenverfassung der Kinder, die dem Lehrer anvertraut sind. Diese Begeisterung wird leben in alledem, was der Lehrer in der Schule erzieherisch machen kann. So wird es jemandem, der so hineinschaut in das Wesen des Menschen, daß er sieht, wie zusammenklingt gerade in dem volksschulmäßigen Alter, in dem Alter zwischen dem Zahnwechsel und der Geschlechtsreife, das Musikalische mit dem plastischen Bilden im Innern der Menschenwesenheit, ganz und gar nicht einfallen können, unrechte Wege zu wählen, um Schreiben und Lesen in der richtigen Weise an das Kind, an den werdenden Menschen heranzubringen. Er wird eine lebhafte Empfindung dafür haben: Schreiben, besonders wenn es so getrieben wird, wie es hier geschildert worden ist, das beschäftigt den ganzen Menschen, das geht über in die Handhabung namentlich von Armen und Händen, durchgeistigt Arme und Hände und ist eine Übung für den ganzen Menschen.

Gerade solches im Menschen wird lebhaft empfunden, wenn man von einer solchen Weltanschauung ausgeht, wie ich sie heute morgen beschrieben habe. Und ebenso wird man dann empfinden, wie das Lesen-Üben eine einseitige Beschäftigung des Kopfes ist und den Menschen vereinseitigt, und man wird fühlen: Zu solcher Einseitigkeit ist das Kind erst geeignet, wenn es zuerst in Anspruch genommen worden ist in bezug auf seine Totalität, in bezug auf sein ganzes Menschenwesen. Daher wird ein Lehrer, der in dieser Weise mit Menscheneinsicht sich verbindet, darauf achten, aus dem zeichnenden Malen und malenden Zeichnen, wie ich es angedeutet habe, das Schreiben zu entwickeln, bis das Kind so weit ist, daß es dasjenige, was es innerlich als Wort, als Satz empfindet, aufschreiben kann.

Nun ist das Kind bei einer bestimmten Entwickelung angelangt. Es spricht, und dasjenige, was es spricht, kann es schriftlich fixieren. Dann erst ist die Zeit gekommen, wo man zu Leseübungen übergeht, wo man anfängt, das Lesen zu lehren. Und es wird sich dieses Lesen leicht lehren lassen, wenn man zuerst das Schreiben bis zu einer wirklich in gewissem Sinne vollkommenen Stufe ausgebildet hat. Dann, wenn das Kind dasjenige, was Inhalt des Geschriebenen und Gelesenen ist, erst in Übung gebracht hat bei sich selber, in seinem Menschenwesen, in dem motorischen System, in dem Bewegungssystem, wenn es innerlich beteiligt war an dem Entstehen dessen, was dann gelesen werden soll, dann ist es reif, vereinseitigt zu werden; dann kann der Kopf, ohne daß eine Gefahr eintritt für die menschliche Entwickelung, in Anspruch genommen werden, um nun dasjenige, was man erst selbst schreibend fixieren gelernt hat, umzusetzen in das Lesen.

Sie sehen, worauf es ankommt, ist dieses, daß man wirklich sachgemäß Woche für Woche, Monat für Monat den werdenden Menschen so in Betätigung versetzt, wie das die in ihm sich entwickelnden Kräfte der menschlichen Organisation verlangen. Es kommt also darauf an, daß man abliest aus der Art und Weise, wie sich die menschliche Wesenheit entwickeln will, was man in jedem Lebensalter mit dem Kinde zu machen hat. Da geht es dann allerdings nicht, daß man arbeitet mit jenen Stundenplänen, die irgendeine Betätigung durch eine Stunde oder dreiviertel Stunden einschlagen, dann sofort zu einer anderen überspringen, dann zur dritten und so weiter. Daher wurde in der Waldorfschule jener Unterricht eingeführt, der eine gewisse Zeit hindurch, ein paar Wochen hindurch für die ersten Morgenstunden den gleichen Lehrgegenstand bringt, so daß der Schüler sich ganz hineinlebt in diesen Lehrgegenstand, daß er wirklich nicht gleich, wenn er die Hand angelegt hat, wiederum herausgerissen wird. Ein sogenannter Epochenunterricht also ist die Art, die in der Waldorfschule geübt wird.

Nun handelt es sich darum, bei allem, was dem Kinde gerade beizubringen ist zwischen dem Zahnwechsel und der Geschlechtsreife, die Methode zu finden, wie das Beizubringende herauszulesen ist aus den Anforderungen der Menschennatur selber. Da ist vor allen Dingen notwendig, wenn man das Kind allmählich in ein Verhältnis zu sich selbst und zur Welt einführen will, daß man als Lehrender und Erziehender selbst ein solches Verhältnis zur Welt hat. Nun ist es allerdings in unserer gegenwärtigen Zivilisation eigentlich nicht möglich, wenn man ein noch so gelehrter Mensch geworden ist, innerhalb dieser Zivilisation ein innerlich belebtes, inhaltserfülltes Verhältnis zur Welt und zu sich selbst zu gewinnen. Wiederum ein radikaler Ausspruch. Aber man darf heute nicht zurückschrecken vor wirklichen Einsichten in dasjenige, was der Zivilisation allmählich eingefügt werden muß. Vor allen Dingen ist es nötig, daß der Lehrende und Erziehende selbst wirklich nicht bloß sozusagen kosmische Kirchturmpolitik verfolgt in seiner eigenen Bildung, sondern daß er hinausschaut über das bloße Irdische und weiß, wie er abhängig ist als Mensch nicht nur von den Nahrungsmitteln in der nächsten Umgebung, sondern von dem ganzen Weltenall. Gewiß, in dieser Beziehung ist heute sogar eine große Schwierigkeit vorhanden, unbefangen zu reden. Denn wenn heute die Menschen versuchen, hinauszublicken über ihre Abhängigkeit vom bloß Irdischen, dann findet sich in der Zeitbildung wenig, um Anhaltspunkte für ein solches Hinausblicken zu geben. Daher werden vielfach alte Lehren, die aus alten instinktiven Einsichten herrühren, unverstanden herübergenommen in die Gegenwart. Da kommt dann Aberglaube zustande. Und eigentlich haben wir innerhalb der gegenwärtig anerkannten Zivilisation nur kosmische Kirchturmpolitik des Menschen, weil diese Zivilisation noch nicht Einsichten hergibt, die sich von der Erde aus in den Weltenraum verbreiten. Da haben wir ja nur Rechnung oder höchstens Spektralanalyse, die uns unterrichten über den Gang und die Stellung der Sterne, uns unterrichten – wenigstens vermeintlich unterrichten – über die Substanz der Sterne und dergleichen. Aber eine so intime Erkenntnis, wie wir sie dadurch gewinnen, daß wir mit den Erdenwesen recht nahe Verhältnisse eingehen, können wir ja in bezug auf das Außerirdisch-Kosmische gar nicht aus der anerkannten Zivilisation heraus gewinnen. Nicht wahr, in bezug auf Kohl und Spinat und Wildbret hat der Mensch noch ganz andere Einsichten als die, welche er durch eine abstrakte, intellektualistische Wissenschaft gewinnt, denn er ißt diese Dinge, und beim Essen spielt ja nicht der bloß abstrakte Gedanke eine Rolle. Man ißt ja nicht bloß, um dasjenige in sich zu erfahren, was die heutige Wissenschaft über den Hasen zu sagen hat, sondern man erlebt vom Hasen im Geschmack, in der Art und Weise der Verdauung viel Konkreteres, viel Intimeres, möchte ich sagen. Aber unsere

Kenntnis vom außerirdischen Weltenall ist ja so geartet, daß wir diese intimeren Beziehungen durchaus nicht haben. Denn wenn wir nur dasjenige, was Astronomie und Spektralanalyse vom außerirdischen Weltenall wissen, vom Hasen wissen würden und jene Rechnungsergebnisse, die wir haben können über die gegenseitige Lagerung der Knochen beim Hasen, über die Verhältniszahl der Substanzen, die sich im Hasen befinden, wenn wir nur so eine Beziehung zum Hasen eingehen würden, so würden wir uns gar nicht in dem menschlichen Verhältnis, das wir zum Hasen haben, zurechtfinden können. Es würde für uns nichts werden, was ein erlebtes menschliches Verhältnis zum Hasen ist. Der Mensch weiß nur heute nicht, daß solche intimen Verhältnisse auch zu dem außerirdischen Weltenall in einer älteren instinktiven Weisheit vorhanden waren. Sieht man nur in der richtigen Weise auf jene alte Weisheit hin, dann bekommt man auch schon wiederum den Impuls, aus unserem vorgerückteren Stande der Seelenverfassung eine neue Weisheit auf diesen Gebieten zu suchen, die uns dann ebenso menschlich nahegebracht werden kann wie die Wissenschaft von den Naturobjekten, die im Irdischen um uns herum sind.

Ich will das an einem Beispiele erläutern, an dem ich zeigen möchte, wie sehr es darauf ankommt, daß der Lehrer wirklich ein lebendiges Verhältnis zur Welt gewinnt, um aus diesem den Enthusiasmus zu trinken, den er braucht, wenn er das, was allerdings als ein anderes in der Seele des Erziehers liegend leben soll, umsetzen soll in die einfach anschaulichen Bilder für das Kind. Aber ist er selber eingeweiht in sein Verhältnis zur Welt, so setzt es sich im Anblick des Kindes und der kindlichen Betätigung um in jene Bilderwelt, die notwendig ist, um das Kind wirklich so vorwärtszubringen, wie es die Menschheitsentwickelung erfordert. Sehen Sie, wir haben um uns herum die Pflanzenwelt. Sie enthält tatsächlich für ein sinngemäßes Anschauen recht viele Rätsel. Solche Rätsel sind *Goethe* aufgefallen. Er hat die sich bildenden Pflanzenformen in ihren verschiedenen Metamorphosen verfolgt und kam dabei in diesem Anschauen, wie die Pflanze wächst, zu einer merkwürdigen Formel, die, ich möchte sagen, die Pflanzenerkenntnis mit Leben übergießt. Er kam zu der Formel, daß er sagte: Sehen wir zuerst den Keim an, den wir in die Erde versenken, aus dem heraus die Pflanze erwächst. Da ist das Leben der Pflanze äußerlich physisch wie in einem Punkt zusammengedrängt. Dann sehen wir, wie der Keim sich entfaltet, wie sich immer mehr und mehr das Leben ausbreitet, endlich in den ersten Keimblättern ganz ausgebreitet ist. Dann zieht es sich wieder zusammen, bleibt in der Enge des Stengels, geht bis zu dem nächsten Blattansatz, breitet sich wieder aus, um wiederum sich zusammenzuziehen und im Stengel zu verharren und beim nächsten Blattansatz sich wiederum auszubreiten und so weiter, bis die letzte Zusammenziehung dann da ist, wenn in der neuen Keimbildung, in der Samenbildung das ganze Pflanzenleben in einem physischen Punkte wiederum zusammengenommen wird. So sprach Goethe davon, wie dieses Pflanzenwachstum in seinem Werden Abwechslung zeigt von Ausdehnung, Zusammenziehung, Ausdehnung, Zusammenziehung.

Nun, Goethe hat damit einen tiefen Blick getan in das innere, das aus dem eigenen Pflanzenleben herausquellende Gestalten der Pflanze. Er konnte aber noch nicht, weil die Zeit dazu noch nicht gekommen war, dieses Pflanzenleben, für das er die Formel gefunden hat, nun beziehen auf die ganze Welt. Denn die ganze Welt ist mit ihren Kräften immer beteiligt an der Art und Weise, wie ein Wesen lebt und west. Mit Hilfe der heutigen Geisteswissenschaft, der anthroposophischen Geisteswissenschaft, wie Sie sie verfolgen können in der geisteswissenschaftlichen Literatur – ich möchte diese Dinge nur andeuten –, kann man aber weit über diese Formel hinauskommen. Und dann wird man finden, wie in dem Ausdehnen des Pflanzenwesens dasjenige lebt, was von der Sonne kommt. Denn in der Sonne lebt nicht bloß dasjenige, was verzeichnet wird durch Astronomie und Spektralanalyse, mit den Sonnenstrahlen wellen und weben geistige Kräfte zur Erde hernieder, und in dieser inneren Beseelung des Sonnenlichtes lebt dasjenige, was zum Beispiel im Pflanzenwachstume die Ausbreitung bedingt. Da kommt es dann nicht darauf an, daß diese Ausbreitung nur dann geschieht, wenn die Sonne auf die Pflanzen scheint, sondern Pflanzenwachstumskraft erhält sich in ihrem Sonnenhaften auch über das äußerlich Angeschienenwerden hinaus. Dagegen alles dasjenige, was sich zusammenzieht, wo das ganze Pflanzenwachstum wiederum in den Punkt sich zusammenzieht bei dem Übergang von dem einen Blattansatz zum anderen, bei der Bildung des Samens, das steht unter dem Einfluß der Mondenkräfte. Und wie wir im rhythmischen Wechsel Sonnenschein und Mondenschein im Kosmos sehen, so sehen wir die Widerspiegelung desjenigen, was uns im rhythmischen Wechsel von Sonnenschein und Mondenschein vom Himmel herunter sich offenbart, in der aufsprossenden Pflanze, die der Wirkung der Sonne entgegengesetzt die Ausbreitung in die Blattbreite hin, und wir sehen die Mondenkräfte in der Zusammenziehung der Pflanze. Ausdehnung und Zusammenziehung ist das Spiegelbild in der Pflanze von demjenigen, was aus Weltenweiten, aus Ätherfernen herunterwirkt auf die Erde in den Kräften von Sonne und Mond in ihrem Wechsel.

Jetzt weitet sich schon der Blick hinaus von der Erde in die Weltenweiten, in die Ätherfernen. Wir bekommen einen Eindruck davon, wie die Erde sich gewissermaßen in bezug auf ihre Fruchtbarkeit und ihre Wachstumskräfte von demjenigen nährt, was zu ihr aus dem Kosmos hereinfließt. Wir bekommen ein Gefühl, wie wir auf dem Umweg über die Pflanze zusammenwachsen mit dem Geist von Sonne und Mond. Jetzt wird dasjenige, was sonst bloß errechnet oder spektralanalytisch verfolgt wird, schon an den Menschen herangebracht. Braucht man Begeisterung, um über das menschliche Verhältnis zur Welt etwas an den werdenden Menschen heranzubringen, dann kann das nicht fließen aus dem bloß abstrakten Verfolgen dessen, daß sich ein Blatt gezackt oder ungezackt in seinen Rändern darbietet oder daß die Blätter sich so oder so geformt zeigen. Das gibt nicht Begeisterung. Begeisterung gibt es aber dann, wenn sich uns die Widerspiegelung von Sonne und Mond in dem Wachstum dieser oder jener Pflanze zeigt. Wie wunderbar bildet sich einem das Anschauen der umgebenden Natur, wenn man meinetwillen irgendeine Pflanze beobachtet, die regelmäßig aufwächst wie der Hahnenfuß: Man findet in ihr etwas, was die Erde entgegensendet, indem sie sich in einer, ich möchte sagen, liebevollen Art an das Sonnen- und Mondenhafte des Kosmos hingibt, was beiden in der gleichen Weise huldigt. Wir wenden unseren Blick auf eine Pflanze wie etwa die Kaktuspflanze, die das, was Stamm ist, ausweitet: Was schauen wir da? Im Zusammenziehen, das sonst der Stengel zeigt, sehen wir die Mondenkräfte; wenn sich dieser Stengel selber ausweiten will, sehen wir den Kampf zwischen Sonnen- und Mondenwirkungen. Wir sehen es der Form jeder Pflanze an, wie Sonne und Mond in ihr zusammenwirken. Wir sehen in jeder Pflanze eine kleine Welt, ein Abbild der großen Welt. Ich möchte sagen, wie wir sonst im Spiegel unser eigenes Bild sehen, sehen wir im Spiegel des Erdenwachstums dasjenige, was im Weltenall draußen geschieht.

In der alten instinktiven Weisheit waren solche Dinge gewußt, vorhanden. Dafür ist ein Beweis das Folgende: Die Leute haben gesehen, in dem im Frühling aus der Erde heraussprießenden Pflanzenleben spiegelt sich aus dem Kosmos herein die Art und Weise, wie Sonnen- und Mondenkräfte zueinander stehen. Daher wurde der Frühling gefeiert durch das

Osterfest, dessen zeitliche Bestimmung heruntergenommen wurde von dem Verhältnis der Sonne zum Mond. Ostern ist das Fest, das da angesetzt wird am ersten Sonntag nach dem Frühlingsvollmond. Es ist also die Zeitbestimmung für das Osterfest aus dem Kosmischen genommen, gerade aus dem Verhältnis von Sonne und Mond. Was wollte man damit sagen? Damit wollte man sagen: Sehen wir hin, wie im Frühling die Pflanzen sprießen. Wir haben hier ein Rätsel, warum sie manchmal früher, manchmal später kommen. Aber wir schauen in dieses Rätsel hinein, wenn wir im betreffenden Jahre darauf schauen, wie die Zeitbestimmung des Frühlingsvollmondes überall in allem Sprießen und Sprossen darinnensteckt. – Nun, gewiß gibt es andere Faktoren, welche das beeinträchtigen, aber im allgemeinen wird man schon bemerken, daß tatsächlich in dem, was sich im Frühling abspielt, indem die Pflanzen das eine Jahr früher, das andere Jahr später herauskommen, sich ausdrückt, was sich abspielt zwischen Sonne und Mond. Wie wird man aber sagen, wenn man bloß die wissenschaftliche Kirchturmpolitik des Abhängigseins von der Erde beachtet? Da wird man sagen: Nun ja, in einem Jahre, wo die Pflanzen früher herauskommen, kommt dies daher, weil es weniger lange geschneit hat, weil der Schnee früher weggeschmolzen ist, und in einem Jahre, wo die Pflanzen später kommen, da hat es halt länger geschneit. – Gewiß, eine Erklärung, die sehr naheliegt, die aber eigentlich gar nichts erklärt. Eine wirkliche Einsicht bekommt man erst, wenn man sich zu sagen weiß aus der Anschauung, wie von der Wirkung von Sonnen- und Mondenkräften das Pflanzenwachstum abhängt, und wenn man aus dieser Anschauung heraus weitergehen kann und sagt: Daß der Schnee sich länger oder kürzer hält im Jahr, hängt nun auch von der Sonnen- und Mondenkonstellation ab. Dasselbe, was die Pflanzen bestimmt hervorzukommen, bestimmt auch schon den Schnee in seiner Dauer.

So daß die klimatischen Verhältnisse, die meteorologischen Verhältnisse eines Jahres auf diese Weise auch unter den kosmischen Einfluß gestellt werden.

Ja, indem man solche Dinge immer weiter und weiter fortsetzt, bekommt man eine Einsicht in das Leben der Erde, das diese Erde auf ihrer Wanderung durch den Kosmos führt. Wir sagen: Ein Mensch kann gedeihen, wenn die Kühe in seinem Stall zahlreich sind und er viel Milch bekommt - weil wir da hinweisen können auf eine uns bekannte Abhängigkeit des Menschen von seiner unmittelbaren Erdenumgebung. Wir verfolgen einmal das Nahrungsleben des Menschen, indem wir in dieses Verhältnis hineinschauen. Erst dadurch erscheint uns etwas als lebendig, daß wir das Verhältnis zu seiner Umgebung sehen, das Verarbeiten desjenigen, was es aus der Umgebung bekommt. Schauen wir die Erde durch den Weltenraum wandern, indem sie dasjenige aufnimmt, was von Sonne und Mond und den anderen Sternen kommt, so sehen wir sie leben im Weltenall. Wir bilden nicht eine tote Geologie und Geognosie aus, sondern wir erheben das, was uns die tote Geologie und Geognosie zu bieten haben, zu einer Beschreibung des Lebens der Erde im Kosmos draußen. Die Erde wird ein Lebewesen vor unserem geistigen Anblick. Wenn wir jetzt die Pflanzen heraussprießen sehen aus der Erde, so sehen wir, wie die Erde das Leben, das sie aus dem Kosmos aufnimmt, weitergibt an das, was in ihr ist, und Erde und Pflanzenwachstum werden uns eine Einheit. Und wir werden gewahr: Es ist Unsinn, eine Pflanze aus der Erde auszureißen und sie dann ausgerissen zu betrachten von der Wurzel bis zur Blüte und zu glauben, das wäre eine Realität. Das ist ebensowenig eine Realität wie ein menschliches Haar, das ausgerissen ist; es gehört zum ganzen Organismus und ist nur zu verstehen als zugehörig zum ganzen Organismus. Und ein Haar auszureißen und für sich zu betrachten, ist ebenso ein Unsinn, wie eine Pflanze auszureißen und für sich zu betrachten. Das Haar ist im Zusammenhang mit dem menschlichen Organismus, die Pflanze im Zusammenhang mit der ganzen lebendigen Erde.

Auf diese Art verwebt man sein eigenes Wesen mit der lebendigen Erde, so daß man sich nicht nur auf ihr herumgehen fühlt, unterworfen den Kräften, die aus ihr hervorkommen, sondern man schaut auch in der Umgebung dasjenige, was aus Ätherfernen hereinwirkt. Man bekommt eine lebendige Anschauung und Empfindung davon, wie überall aus dem Kosmos her die Kräfte wirken, die, wie ich sagte, den Ätherleib auseinanderziehen, geradeso wie der physische Leib zur Erde hingezogen wird. Und man bekommt so eine natürliche Empfindung des Ätherzuges nach den Weiten, wie man in bezug auf den physischen Körper eine Empfindung bekommt für die Schwere, die einen zur Erde hinzieht. Damit weitet sich immer mehr und mehr der Blick des Menschen, so daß seine Erkenntnis innerliches Leben wird, daß er durch seine Erkenntnis sich wirklich etwas erringt. Früher glaubte er, die Erde wäre ein Totes im Weltenall. Durch Erkenntnis belebt er sie. Wir müssen wiederum zurück zu einer solchen lebendigen Erkenntnis, deren Nachwirkungen wir noch sehen in solchen Zeitbestimmungen wie die zu Ostern. Aber wir müssen aus der entwickelten besonnenen Erkenntnis, nicht aus dem Instinkte heraus, wie es in alten Zeiten der Fall war, wiederum zu kosmischen Einsichten kommen. Diese kosmischen Einsichten werden in uns so leben, daß wir sie zu künstlerischen Bildern formen können, die wir brauchen. Ein Mensch, der walten sieht Sonne und Mond in allem Pflanzenwachstum, der fühlt, was an Begeisterung für das Weltenall aus solcher lebendiger Einsicht hervorgehen kann, der vermittelt wahrhaft anders, was Pflanzen sind, als einer, der die abstrakten Anschauungen der heutigen Botanikbücher aufnimmt und verarbeitet. Da wird alles so, daß der Begriff reich an Gefühl und künstlerisch vermittelt werden kann an den werdenden Menschen, an das Kind. Und das Kind wird reif für dasjenige, was dann der Erzieher machen kann aus einer solchen in die Weite gehenden Einsicht, etwa gegen das zehnte Lebensjahr hin. Und vermittelt man ihm da in anschaulich lebendigen Bildern, wie die ganze Erde ein Lebewesen ist, wie sie die Pflanzen nur in komplizierterer Art trägt wie der Mensch die Haare, macht man in der Anschauung eine Einheit, aber eine lebendige Einheit zwischen dem Lebewesen Erde und dem oder jenem Gebiet der aufwachsenden Pflanzen, dann geht etwas auf wie ein Weiten in der Seele des Kindes. Da ist es so in der Seele des Kindes, daß man ihm, wenn man ihm etwas von Pflanzenwesen vorführt, entgegenkommt wie einem, der in dumpfer Luft ist und dem man nun frische Luft zuführt, daß sich der Atem weitet in der frischen Luft. Dieses Weiten der Seele, das ist es, was eintritt durch eine solche, den Geheimnissen des Kosmos wirklich angemessene Erkenntnis.

Sagen Sie nicht, das Kind sei nicht reif für solche Anschauungen. Derjenige, der sie hat, bei dem diese Weltanschauung im Hintergrunde steht, der weiß sie in solche Formen zu prägen, für welche eben das Kind reif ist, so daß das Kind mit seinem ganzen Menschen mitgerissen wird. Anschaulich zu vereinfachen, das ergibt sich schon, wenn man die Sache zunächst hat. Und aus solchen Hintergründen muß alles dasjenige fließen, was vom Lehrenden und Erziehenden an das Kind herangebracht wird. Dann begründet sich wirklich ein Verhältnis des werdenden Menschen zur Welt. Und dann wird man geradezu wie von selbst darauf geführt, alles in lebendige Bilder zu bringen, denn es läßt sich das nicht abstrakt erklären, was ich Ihnen jetzt vorgebracht habe über die Pflanzenwelt, es läßt sich das nur an das Kind heranbringen, indem man es in anschaulichen Bildern entwickelt, indem man nicht bloß das intellektualistische Erkenntnisvermögen in Anspruch nimmt, sondern den ganzen Menschen. Und man wird schon sehen, wie beim Begreifen von einer solchen Sache, die man ins Bild gebracht hat, das Kind merkwürdig auftaut. Es ist dann gar nicht mehr der Fall, daß das Kind einem dann bloß mit dem Munde antworten wird mit einem Begriff, den es doch noch nicht prägen kann, sondern es will erzählen und wird seine Arme, seine Hände zu Hilfe nehmen, es wird allerlei machen, was aus dem ganzen Menschen herauskommt, und es wird vor allen Dingen in diesem Machen und Anzeigen offenbaren, wie es ein innerliches Erlebnis davon hat, daß es Mühe macht, an eine Sache heranzukommen. Und das Schönste und Edelste, was man sich im Erlernen erringen kann, ist, daß man das Gefühl, die Empfindung hat: Es ist schwierig, mühevoll, an eine Sache heranzukommen. – Wer da glaubt, daß er immer nur mit gescheiten Worten das Wesen einer Sache treffen kann, soweit es notwendig ist, der hat überhaupt keine Ehrfurcht vor den Dingen der Welt, und Ehrfurcht vor den Dingen der Welt ist dasjenige, was zum ganzen, vollendeten Menschen gehört, soweit der Mensch vollendet und ganz werden kann innerhalb des irdischen Daseins. Etwas empfinden davon, wie hilflos man ist, wenn man an das Wesen der Dinge heranwill, wie man da alles zusammennehmen muß, was man in seinem ganzen Menschen hat, das gibt erst die wahre Stellung des Menschen zur Welt. Die kann man dem Kinde nur vermitteln, wenn man sie selber hat. Methodik des Lehrens, die muß leben, die kann nicht bloß ausgeübt werden. Methodik des Lehrens muß erblühen aus den Lebensbedingungen des Erziehens. Und sie kann erblühen aus den Lebensbedingungen des Erziehens, wenn sie erwächst aus einem lebendigen Sich-Erfühlen des Lehrenden, des Erziehenden im ganzen Weltenall.

Und hat man das andere, wovon ich heute morgen gesprochen habe, in sich erfaßt und den astralischen Leib des Menschen durch Musikverständnis in seiner Wirklichkeit ergriffen, den Menschen selber angesehen wie ein inneres wunderbar organisiertes Musikinstrument, hat man das für den astralischen Leib des Menschen ergriffen, dann ergibt sich daraus wiederum ein weiteres Verständnis für das ganze Verhältnis des Menschen zur Welt. Natürlich kann man das in der Form, wie ich es jetzt wieder aussprechen werde, nicht dem Kinde unmittelbar mitteilen, aber man kann es schon in Bilder bringen. Aber der Lehrer schaue nun selbst darauf hin mit seinem in musikalischen Formen innerlich erklingenden Menschenverständnis des astralischen Leibes, schaue hin auf den Menschen, schaue hin auf die verschiedenen in der Welt ausgebreiteten Tierformen. Dann wird man finden, wie es doch in der alten instinktiven Weisheit einen tiefen Sinn hatte, den Menschen vorzustellen wie einen synthetischen Zusammenfluß von vier Wesenheiten, drei niederen und einer höheren: Löwe, Stier, Adler, Engel – der Mensch. Denn dasjenige, was der Stier ist, ist die einseitige Ausbildung der niedrigsten Kräfte der Menschennatur. Wenn man sich denkt, daß alles, was der Mensch in seinem Verdauungs- und Gliedmaßensystem an Kräften hat, nicht ein Gegengewicht, Gegenkräfte hat an dem Kopfsystem, an dem rhythmischen System, wenn man sich das einseitige Schwergewicht auf dem Stoffwechsel-Gliedmaßensystem liegend denkt, dann bekommt man die einseitige Bildung, wie sie sich uns entgegenstellt bei dem Rinde. So daß man sich vorstellen kann, wenn dieses Rind gemildert wäre durch ein menschliches Hauptessystem, so würde sich das, was in ihm ist, so ausbilden wie der Mensch selber. Wird aber einseitig durch Verkürzung des Darmsystems und durch ein Zurückbleiben des Kopfsystems das rhythmische System ausgebildet, das System des mittleren Menschen, so bekommt man in der Tat ein einseitiges Bild davon in der Löwennatur. Und wird einseitig das Kopfsystem ausgebildet, so daß das, was sonst in unserem Kopf an Kräften im Inneren vorhanden ist, nach außen schießt in die Federn, dann bekommt man die Vogel- oder Adlernatur. Und wenn man sich die Kräfte, die diese drei zu einer Einheit zusammenklingen lassen, so denkt, daß sie sich eben als Einheit auch äußerlich offenbaren können, wenn man sich das engelhafte Vierte dazu vorstellt, dann bekommt man die synthetische Einheit der drei, den Menschen. Das ist schematisch vorgestellt, aber es gibt eine Einsicht in die Art und Weise, wie der Mensch sich zu seiner tierischen Umgebung verhält, und er verhält sich so nicht bloß zum Stier, Adler, Löwen, er verhält sich so zu den gesamten Tierformen, die auf der Erde ausgebreitet sind. Und in jeder einzelnen Tierform können wir eine einseitige Ausbildung eines gewissen Organsystems des Menschen finden. Solche Dinge lebten in der alten instinktiven Weisheit.

In den späteren Zeiten gab es noch Traditionen davon. Die Leute drückten das in paradoxen Redensarten aus, weil sie selber keine Anschauung mehr davon hatten und daher die alten Anschauungen in intellektualistischer Weise verarbeiteten. *Oken* sagte ja den grotesken Satz: Wenn man auf die Zunge des Menschen hinschaut und annimmt, daß sie einseitig ausgebildet wäre, wenn also dasjenige, was in ihr gemildert ist durch die Kräfte des Kopfes und dadurch, daß die Zunge dem Magen und so weiter dient, der weit von ihr entfernt ist, einseitig ausgebildet wäre, wenn ein Wesen zunächst nur Zunge wäre und alles andere nur Anhängsel daran, was würde die Zunge sein? Ein Tintenfisch. Die Zunge ist ein Tintenfisch. – Nun, es ist gewiß ein grotesker Ausdruck, aber es ist etwas, was in modern-intellektualistischer Art auf eine alte wesenhafte Anschauung zurückblicken läßt. Es war natürlich Unsinn, was so gesagt wird, aber es quoll hervor aus dem, was einmal einen tiefen Sinn hatte. Es kann wiederum gefunden werden, was als Seelenverfassung der alten Erkenntnis zugrunde lag; es kann wiederum gefunden werden, wie man den Menschen in einer gewissen Beziehung aufgeteilt denken kann in all die verschiedenen Tierformen, Tiergestaltungen, die sich auf der Erde finden. Und wenn man sie zusammenfügt, so daß das eine durch das andere harmonisiert wird, dann bekommt man den Menschen.

So findet man des Menschen Verhältnis zur Außenwelt in bezug auf seinen astralischen Leib, wenn man anschaulich entwickelt sein Verhältnis zur Tierwelt. Und ein musikalisches Verständnis muß es sein, das sich auf den astralischen Leib bezieht. Ich schaue hinein in den Menschen, ich schaue hinaus in die ausgebreiteten mannigfaltigen Tierformen: es ist so, als ob ich eine Symphonie wahrnähme, in der alle Töne zusammenklingen zu einem wunderbar harmonisch melodiösen Ganzen, und ich würde dann in längerer Entwickelung einen Ton von dem anderen lösen und einen Ton neben den anderen stellen aus dieser Symphonie. Ich schaue hinaus in die Tierwelt: es sind die einzelnen Töne. Ich schaue hinein in den menschlichen astralischen Leib und in das, was der menschliche astralische Leib erbildet im physischen und Ätherleib: ich sehe die Symphonie. Und bleibt man nicht in philiströser Weise beim intellektualistischen Erfassen der Welt stehen, sondern hat man Freiheit der Erkenntnisgesinnung genug, um sich in künstlerischem Erkennen heraufzuerheben, dann kommt man zu einer innigen, von religiöser Inbrunst durchzogenen Verehrung jenes unsichtbaren Wesens, jenes wunderbaren Weltenkomponisten, der sich zuerst die Töne in den verschiedenen Tierformen auseinandergelegt hat, um daraus den Menschen in bezug auf dasjenige, was seine Animalität offenbart, symphonisch zu komponieren. Das muß man in der Seele tragen, so muß man verstehen zur Welt zu stehen, dann wird sich hineinergießen in dasjenige, was man als die Tierformen zu beschreiben hat, nicht nur etwas von abstrakten Begriffen und Naturgesetzen, sondern etwas von wahrer Inbrunst gegenüber

Weltenschaffen und Weltengestalten. Und dann wird in jedem Worte, in der Art, wie man es spricht, etwas von religiöser Inbrunst im ganzen Unterrichte leben.

Das sind die Dinge, die einem belegen können, wie Unterrichten und Erziehen nicht auszugehen haben von irgendeinem Erlernen, das man dann anwendet, sondern wie Unterricht und Erziehung auszugehen haben von einem lebendigen Durchdrungensein, das einen so hineinstellt in die Klasse, wie wenn man etwas wäre, das in diesem Wirken auf die Kinder, ich möchte sagen, nach vorne sich äußert, indem von hinten her die Weltengeheimnisse pulsierend den Menschen durchströmen; wie wenn man das bloße Werkzeug dafür wäre, daß die Welt zu dem Kinde sprechen könne. Dann liegt ein wirklicher, nun nicht äußerlich pedantischer, sondern ein innerlich lebenskräftiger methodischer Zug im Unterrichte. Daß nicht eine Begeisterung erkünstelt werde, sondern eine Begeisterung erblühe, wie die Blüte erblüht aus der ganzen Pflanze, aus dem, was der Lehrer in sich trägt, als sein Verhältnis zur Welt, darauf kommt es an.

Man muß sprechen, wenn man von der Methodik des Lehrens und den Lebensbedingungen des Erziehens spricht, von dem Enthusiasmus, der angeregt werden kann von wirklicher Einsicht in die Welt, nicht von theoretisch-abstrakter Einsicht. Dann, wenn man in diesem Stil herantritt an das Kind zwischen dem Zahnwechsel und der Geschlechtsreife, dann führt man es in der richtigen Art bis zur Geschlechtsreife. Und in dem Moment des Lebens, wo die Geschlechtsreife eintritt, da entwickelt sich dann der astralische Leib im Menschen in seiner Selbständigkeit. Dasjenige, was zuerst gewissermaßen als die Musik der Welt aufgenommen worden ist, das entwickelt sich im Inneren weiter. Das Merkwürdige tritt ein, daß das, was in Bildern entwickelt worden ist im kindlichen Alter zwischen Zahnwechsel und Geschlechtsreife, was in lebendigen Bildern innerlich musikalisch-plastisches Eigentum der Seele geworden ist, dann erfaßt wird von dem Intellekt. Und der Mensch nimmt mit seinem Intellekt nicht etwas auf von dem, was man ihm zwangsmäßig von außen intellektualistisch beibringt, sondern der Mensch nimmt dasjenige auf mit dem Intellekt, was erst selber in ihm auf andere Art gewachsen ist als durch den Intellekt. Und dann tritt das Bedeutsame ein: Man hat vorbereitet, was hinter der Geschlechtsreife bei den gesund sich entwickelnden Menschen liegen muß, das Selbst-Begreifen dessen, was man schon hat. Alles, was man in Bildern begriffen hat, lebt aus dem eigenen inneren Hervorquellen verständnisvoll jetzt auf. Der Mensch schaut in sich, indem er zum Intellekt übergehen will. Das ist ein Ergreifen des Menschenwesens in sich selber durch sich selber. Da findet ein Zusammenschlagen statt des astralischen Leibes, der musikalisch wirkt, mit dem ätherischen Leibe, der plastisch wirkt. Da schlägt etwas im Menschen zusammen, und durch dieses Zusammenschlagen wird der Mensch sein eigenes Wesen nach der Geschlechtsreife in einer gesunden Weise gewahr. Und indem so zusammenschlägt, was zwei Seiten seiner Natur darstellt, kommt der Mensch nach der Geschlechtsreife durch dieses nun erst erfolgende Begreifen desjenigen, was er früher nur angeschaut hat, zum richtigen inneren Erlebnis der Freiheit.

Das Größte, was man vorbereiten kann in dem werdenden Menschen, in dem Kinde, das ist, daß es im rechten Momente des Lebens durch das Verstehen seiner selbst zu dem Erleben der Freiheit kommt. Wahre Freiheit ist inneres Erleben, und wahre Freiheit kann nur dadurch im Menschen entwickelt werden, daß man als Erzieher und Unterrichter so auf den Menschen hinschaut. Da sagt man sich: Freiheit kann ich dem Menschen nicht geben, er muß sie an sich selbst erleben. Dann muß ich aber etwas in ihn verpflanzen, zu dem sein eigenes Wesen, das ich unangetastet lasse, nachher einen Zug verspürt, so daß es untertaucht in das Verpflanzte. Und ich habe das Schöne erreicht, daß ich im Menschen erzogen habe, was zu erziehen ist, und unangetastet habe ich gelassen in scheuer Ehrfurcht vor der göttlichen Wesenheit in jedem einzelnen individuellen Menschen, was dann selber zum Begreifen seiner selbst kommen muß. Ich warte, indem ich alles das im Menschen erziehe, was nicht sein Eigenes ist, bis sein Eigenes ergreift, was ich in ihm erzogen habe. So greife ich nicht brutal ein in die Entwickelung des menschlichen Selbstes, sondern bereite dieser Entwickelung des menschlichen Selbstes, die nach der Geschlechtsreife eintritt, den Boden. Gebe ich dem Menschen vor der Geschlechtsreife eine intellektualistische Erziehung, bringe ich an ihn abstrakte Begriffe heran oder fertig konturierte Beobachtungen, nicht wachsende, lebenssprühende Bilder, dann vergewaltige ich ihn, dann greife ich brutal in sein Selbst ein. Wahrhaft erziehen werde ich ihn nur, wenn ich nicht eingreife in sein Selbst, sondern abwarte, bis dieses Selbst selbst eingreifen kann in das, was ich in der Erziehung veranlagt habe. Und so lebe ich mit dem Kinde demjenigen Zeitpunkte entgegen, wo ich sagen kann: Da wird das Selbst in seiner Freiheit geboren; ich habe ihm nur den Boden bereitet, daß es sich selber gewahr werden kann. – Und ich sehe mir entgegenkommen, wenn ich so bis zur Geschlechtsreife erzogen habe, den Menschen, der mir sagt: Du hast an mir, als ich noch kein voller Mensch war, dasjenige getan, was mir gestattet, daß ich mich jetzt, wo ich es kann, selber zum vollen Menschen machen kann! – Ich sehe mir entgegenkommen den Menschen, der mir mit jedem Blick, mit jeder Regung offenbart: Du hast etwas getan an mir, aber meine Freiheit damit nicht beeinträchtigt, sondern mir die Möglichkeit geboten, diese meine Freiheit mir im rechten Lebensaugenblicke selber zu geben. Du hast das getan, was mir jetzt möglich macht, vor dir zu erscheinen, mich selber gestaltend als Mensch aus meiner

Individualität heraus, die du in scheuer Ehrfurcht unangetastet gelassen hast.

Das wird vielleicht nicht ausgesprochen, es lebt aber in dem Menschen, wenn man ihn in der richtigen Weise erziehend und unterrichtend durch das Volksschulalter hindurchgebracht hat. Wie manches noch zu gestalten ist, damit man in solcher Weise erfahren kann, ob die Erziehung und der Unterricht demjenigen Rechnung tragen, dem der Mensch nach der Geschlechtsreife entgegentritt, das soll dann noch der morgige Vortrag zeigen.

FÜNFTER VORTRAG

Stuttgart, 11. April 1924

In diesen fünf Vorträgen mußte ich mir die Aufgabe setzen, die leitenden Gesichtspunkte der Waldorfschul-Pädagogik und -Methodik in einigen Strichen zu charakterisieren. Es kam mir diesmal weniger darauf an, auf Einzelheiten einzugehen, als vielmehr darauf, zu versuchen, den ganzen Geist der Pädagogik, die aus Anthroposophie herausströmen soll, zu kennzeichnen. Denn in der Tat bedürfen die Menschen heute vielleicht noch mehr als der Einzelheiten, deren Notwendigkeit nicht unterschätzt werden soll, einer durchgreifenden Erneuerung, einer durchgreifenden Erkraftung des ganzen geistigen Lebens. Und man kann sagen: In allen geistigen Berufen ist für die nächste Zukunft außer dem geistigen Inhalt, den sie brauchen, vor allen Dingen notwendig eine Erneuerung des Enthusiasmus, der aus einem im Geiste ergriffenen Welterkennen und einer solchen Weltanschauung sich entwickeln kann. Und daß der Bildner, der Seelenkünstler, denn das muß der Pädagoge werden, dieses Enthusiasmus am meisten bedarf, das fängt man heute schon an, in weitesten Kreisen zu empfinden. Man sucht vielleicht nur erst noch auf Wegen, die nicht zum Ziele führen können, weil noch eine allgemeine Mutlosigkeit herrscht gegenüber einem durchgreifenden Suchen gerade auf geistigem Felde. Dasjenige, was unserer Pädagogik zugrunde liegt, ist, eine Methodik des Lehrens zu finden, die Lebensbedingungen der Erziehung durch das Lesen in der Menschennatur zu finden, durch jenes Lesen in der Menschennatur, das die Wesenheit des Menschen allmählich enthüllt, so daß wir dieser Enthüllung folgen können mit dem, was wir vom Lehrplan bis zum Stundenplan in Unterricht und Erziehung hineintragen.

Versetzen wir uns einmal in den Geist eines solchen Lesens im Menschen. Haben wir doch gesehen, wie das Kind in naturhafter Art wie religiös hingegeben ist an seine unmittelbare menschliche Umgebung, wie es ein nachahmendes Wesen ist, wie es in sich wahrnehmend willensgemäß ausbildet, was es unbewußt und unterbewußt aus der Umgebung erlebt. Nicht dem Inhalte nach, denn die Seele ist nach außen naturhaft erst sich offenbarender Geist, wohl aber der ganzen Konfiguration nach liegt religiöser Charakter, ich möchte sagen, in der Körperlichkeit des Kindes von dem Augenblicke an, da es in die Welt eintritt, bis zum Zahnwechsel. Und da der Mensch nicht ohne Vorbedingungen in die Welt hereintritt, da er nicht bloß kommt mit den physischen Vererbungskräften der Abstammungslinie, sondern mit den Kräften, die er sich aus vorigen Erdenleben mitbringt, so kann diese Hingabe zunächst sein an das Schöne und Häßliche, Gute und Böse, Weise und Törichte, Geschickte und Ungeschickte. Da haben wir die Aufgabe, so zu wirken in der Umgebung des Kindes, daß bis in die Gedanken und Empfindungen hinein das Kind ein nachahmendes Wesen des Guten, des Wahren, des Schönen, des Weisen werden möge.

Denkt man so, so kommt Leben in den Verkehr mit dem Kinde, und in dieses Leben in dem Verkehr mit dem Kinde kommt in ganz selbstverständlicher Weise Erziehung hinein. Erziehung wird dann nicht nur angestrebt im einzelnen Tun, sondern Erziehung wird gelebt. Und nur wenn Erziehung gelebt wird um das Kind herum, so daß sie dem Kinde nicht aufgedrängt wird, dann entwickelt sich das Kind in der rechten Art im Leben zum Menschen.

Dasjenige aber, was so in naturhafter Weise als eine religiös zu nennende Hingabe in priesterlichem Erziehen, so wie ich es gemeint habe, heranerzogen wird, das muß man in Erziehen und Unterricht, die verfließen zwischen Zahnwechsel und Geschlechtsreife, wiederzuerwecken verstehen, zu erwecken auf einer seelisch höheren Stufe in der zweiten Lebensepoche des Kindes zwischen dem Zahnwechsel und der Geschlechtsreife. Wir erziehen das Kind, indem wir alles, was wir an es heranbringen, bildhaft gestalten, indem wir die Erziehung zu einem künstlerischen und trotzdem echt menschlich subjektiv-objektiven Tun machen. Wir erziehen das Kind so, daß es ästhetisch dem Schönen hingegeben, das Bildhafte in sich aufnehmend, dem Erzieher und Unterrichter gegenübersteht. Da handelt es sich darum, daß an die Stelle des Religiösen das naturhaft künstlerische Empfangen der Welt tritt. Nun ist eingeschlossen in diesem naturhaft Künstlerischen – das nicht verwechselt werden darf mit dem luxuriös Künstlerischen, das in unserer Kultur so vielfach spielt – in diesem rein menschlich Künstlerischen im Kinde ist dasjenige eingeschlossen, was nun auftritt als das moralische Verhalten zur Welt.

Verstehen wir das recht, dann lernen wir wissen, daß wir dem Kinde zwischen dem Zahnwechsel und der Geschlechtsreife noch nicht beikommen, wenn wir ihm Gebote geben. Wir kommen moralisch dem Kinde vor dem Zahnwechsel nicht bei, wenn wir irgendwie moralisieren. Das hat im ersten Lebensalter noch keinen Zugang zu der Seele des Kindes. Da hat nur Zugang, was wir an Moral tun, was das Kind schauen kann in dem, was sich als Moral auslebt in den Handlungen, Gebärden, Gedanken, Gefühlen der menschlichen Umgebung. Und in der zweiten Lebensepoche, zwischen dem Zahnwechsel und der Geschlechtsreife, kommen wir dem Kinde auch noch nicht bei, wenn wir ihm Moralgebote geben. Es hat noch keine innerliche Beziehung zu dem, was in Moralgeboten liegt. Moralgebote sind für es ein leerer Schall. Beikommen können wir dem Kinde in diesem Lebensalter nur, wenn wir ihm gegenüberstehen als eine selbstverständliche Autorität, wenn das Kind, ohne daß es abstrakt weiß, was Schönheit,

Wahrheit, Güte und so weiter ist, in seinem Gefühl entwickeln kann den Impuls: In dem Lehrenden und Erziehenden steht vor mir verkörperte Güte, verkörperte Wahrheit, verkörperte Schönheit. – Versteht man das Kind recht, so weiß man: Ein abstrakt erkennendes, intellektuelles Verständnis gibt es noch nicht beim Kinde für die Offenbarung von Weisheit, Schönheit, Güte, aber die Offenbarung gibt es, die das Kind schaut in dem Blick, der Handbewegung des Lehrers und Erziehers, in der Art und Weise, wie die Worte des Lehrers und Erziehers gesprochen werden. Der Lehrende, der Erziehende selbst ist das, was das Kind, ohne daß es viele Worte ausspricht, Wahrheit, Schönheit, Güte nennt, nennt mit den Offenbarungen des Herzens. Und so muß es sein. Und wenn dann der Lehrer und Erzieher dem entspricht, wessen das Kind in diesem Lebensalter bedarf, dann erwächst in dem Kinde allmählich zweierlei. Erstens der Sinn, der innere ästhetische Sinn des Wohlgefallens und des Mißfallens auch für das Moralische. Das Gute gefällt dem Kinde, wenn wir es in der richtigen Weise durch unsere ganze Persönlichkeit im Beispiel an das Kind heranbringen. Und wir müssen die Erziehung so einrichten, daß das natürliche Bedürfnis nach dem Gefallen am Guten sich entwickeln kann, ebenso das Mißfallen an dem Bösen. Wie fragt sich das Kind? Nicht in ausgesprochenen intellektuellen Worten, sondern innerlich herzhaft fragt es: Soll ich etwas tun? Ich darf es tun, denn der Lehrer tut es. Soll ich etwas unterlassen? Ich muß es unterlassen, denn der Lehrer bedeutet mir, daß es nicht geschehen darf. – So erlebt das Kind am Erzieher die Welt, die Welt in ihrer Güte, die Welt in ihrem Bösen, die Welt in ihrer Schönheit, die Welt in ihrer Häßlichkeit, in ihrer Wahrheit, in ihrer Lüge. Und dieses Gegenüberstehen dem Lehrer und Erzieher, dieses Arbeiten in den verborgenen Kräften zwischen Kindesherz und Erzieherherz, das ist der wichtigste Teil der Methodik des Lehrens, und darin liegen die Lebensbedingungen des Erziehens.

So ist gerade das Lebensalter zwischen dem Zahnwechsel und der Geschlechtsreife dasjenige, in welchem Gefallen und Mißfallen gegenüber dem Moralischen und Unmoralischen heranwachsen. Dann aber zeigt sich in alledem, was da als moralischer Gefühlsinhalt in dem Kinde heranwächst, etwas im Hintergrunde: Dasjenige, was zuerst in naturhafter Art beim Kinde vorhanden war in der ersten Lebensepoche, diese Hingabe, die religiös zu nennen ist, an die Umgebung, die tritt, ich möchte sagen, als etwas Wiedererstehendes in anderer Form in all diesem moralischen Bilden auf. Und wir können leicht, wenn wir dazu die geschickte Seelenkraft als Lehrer und Erzieher haben, dasjenige, was als Gefallen am Guten und Mißfallen am Bösen entsteht, jetzt hinleiten zu demjenigen, was die Naturäußerungen seelisch durchströmt. Erst ist das Kind wie naturhaft an die Natur selbst hingegeben, denn was in der Umgebung als Moralisches auffällt, das wird vom Kind an der Natur geschaut, es wird vom Kind die moralische Handbewegung empfunden, nachgeahmt, sich einverleibt. Aber was da naturhaft ist, dieses Religiöse, es verwandelt sich, metamorphosiert sich, indem wir das Gefallem am Guten entwickeln, ins Seelenhafte hinein.

Und bedenken Sie, was das bedeutet, daß wir im Zauber des voll Unbewußten bis zum Zahnwechsel hin im Kinde das Religiöse auf naturhafte Art, in reiner Nachahmung sich entwickeln lassen. Wir stellen dadurch das Religiöse zunächst in jenes Lebensalter des Menschen hinein, wo wir noch nicht antasten können die Kraft seiner inneren freien Individualität. Wir erziehen an der Natur und tasten das Seelisch-Geistige nicht an. Und wenn wir zwischen dem Zahnwechsel und der Geschlechtsreife an das Seelische herandringen, wenn wir uns nähern müssen dem Seelischen, dann pfropfen wir nicht mehr in das Kind hinein das religiöse Fühlen, dann erwecken wir es schon, dann appellieren wir schon an das Selbst im Menschen.

Da sind wir als Erzieher und Unterrichter schon praktische Freiheitsphilosophen, denn wir sagen nicht: Du mußt an das oder jenes glauben im Geist –, sondern wir erwecken das, was dem Menschen angeboren ist zu glauben. Wir werden immerfort Erwecker der kindlichen Seele, nicht Ausstopfer dieser Seele. Das ist die richtige Ehrfurcht, die wir vor jedem von dem Göttlichen in die Welt hereingesetzten Geschöpf, insbesondere vor dem Menschen, haben müssen. Und so sehen Sie das Selbst im Menschen aufkeimen, sehen, wie sittliches Gefallen und Mißfallen den religiösen Charakter empfängt.

Wenn wir nun beachten lernen, wie das Religiöse, das erst naturhaft war, sich seelisch metamorphosieren will, da legt der Lehrer und Erzieher in das Wort hinein dasjenige, was zum gefallenden Bild des Guten, Schönen, Wahren wird. Dann liegt in seinem Worte das, woran das Kind hängt. Da handelt aber noch der Lehrer und Erzieher. Seine Handlungsweise wird jetzt nicht mehr nachgeahmt, sie weist zu dem, was dahintersteht. Sie regt nicht mehr das äußerlich Körperliche an, sie regt das Seelische an. Eine religiöse Atmosphäre durchzieht das moralische Gefallen und Mißfallen.

Wenn das Kind durch die Geschlechtsreife durchgegangen ist, dann beginnt erst eigentlich das Intellektuelle sich in seiner Art zu regen. Daher habe ich schon aufmerksam gemacht, daß es darauf ankommt, den Menschen wirklich dahin zu bringen, daß er das, was er verstehen soll, dann in sich selber finden kann, daß er heraufholen kann aus seinem Inneren, was ihm gegeben worden ist erst für die naturhafte Nachahmung, dann für die künstlerische Verbildlichung; so daß wir auch für das spätere Lebensalter an den Menschen nicht das heranbringen sollen, wo wir ihn zwingen, daß er in sich, ob er nun will oder nicht, logische Überwältigung empfindet.

Es war schon ein großer Augenblick in der Entwickelung des deutschen Geisteslebens, als gerade mit Bezug auf das moralische Erleben Schiller sich entgegengesetzt hat der Kantischen Moralauffassung. Denn als Kant die Worte ausgesprochen hatte: Pflicht! du erhabener, großer Name, der du nichts Beliebtes, was Einschmeichelung bei sich führt, in dir fassest, sondern Unterwerfung verlangst - da widersetzte sich dem Schiller. Einem solchen Pflichtbegriff widersetzte er sich, der das Moralische nicht aus dem Urquell des guten Willens hervorgehen läßt, sondern aus der Unterwerfung unter das Sittengebot. Schiller setzte ja seine denkwürdigen Worte, die ein wirkliches Moralmotiv enthalten, dem Kantischen Pflichtbegriff gegenüber: «Gerne dien ich den Freunden», so sagt Schiller, «doch tu ich es leider mit Neigung, und so wurmt es mir oft, daß ich nicht tugendhaft bin.» Erst wenn die Pflicht anfängt, innerste menschliche Neigung zu sein, wenn sie das wird, was Goethe mit dem Worte ausgesprochen hat: «Pflicht, wo man liebt, was man sich selbst befiehlt», da wird die ganze Moral zu demjenigen, was aus dem reinen Menschentum hervorquillt. Das war ein großer Augenblick, als dazumal die «Verkantung» des Moralischen wiederum menschlich gerundet wurde durch Schiller und Goethe.

Aber dasjenige, was dazumal gequollen ist aus deutschem Geistesleben, es ist untergetaucht in die materialistische Gesinnung des 19. Jahrhunderts. Wir finden es noch heute so. Wir müssen den Menschen wiederum herausheben, herausheben aus demjenigen, was in der Zivilisation entstanden ist durch das Vergessen dieser auch auf dem moralischen Gebiete so großen Tat. Zuerst obliegt dieses Wiederherausheben des Menschen, jetzt im Kleid des wahrhaft Menschlichen, auch Moralischen, denjenigen, die zu erziehen, zu unterrichten haben. Und in diesem Bewußtsein wird der Impuls eines lebendigen Erziehens und Unterrichtens entstehen können. Man möchte sagen: Gerade jene Sonne des deutschen Geisteslebens, die da in Schiller und Goethe auch auf moralischem Gebiete leuchtet, die sollte insbesondere herunterscheinen auf all dasjenige, was Tat werden kann durch den Erziehenden und Lehrenden von heute, der die Aufgabe seiner Zeit versteht, der entwickeln will durch das Erziehen und Unterrichten ein menschliches Verhältnis des Menschen zu sich selbst und zu den wahrhaften Bedürfnissen der Zeitkultur. Zu sprechen von der Stellung der Erziehung im Persönlichen des Menschen und in der Zeitkultur war ja die Aufgabe dieser Erziehungstagung. Wir werden an diese Aufgabe nur herankommen, wenn wir auch dasjenige dankbar ins Auge fassen, was durch die großen erleuchteten Geister, wie die genannten, an Impulsen schon hereingekommen ist in die Entwickelung Mitteleuropas. Nicht nur den kritischen Sinn wollen wir entwickeln, wenn wir unsere Stellung in der Welt ergreifen wollen, sondern vor allen Dingen die Dankbarkeit gegenüber dem, was Menschen, die uns vorangegangen sind, schon geleistet haben.

Und so könnte man sagen: Man redet eigentlich nur von Selbsterziehung, wenn man meint die Art, wie der Mensch sich selber erzieht; aber alle Erziehung ist nicht nur in diesem subjektiven Sinne, sondern auch im objektiven Sinne Selbsterziehung, nämlich Erziehung des Selbstes des andern. Und im Deutschen hängt erziehen zusammen mit ziehen. Was man heranzieht, läßt man aber in seiner Wesenheit ungeschoren. Will man einen Stein aus dem Wasser ziehen, so zerschlägt man ihn nicht. Erziehung fordert nicht, daß man das Menschenwesen, das in die Welt hereintritt, in irgendeiner Weise zerschlägt oder vergewaltigt, sondern es heranzieht zu dem Erleben der Kulturstufe, auf der die Menschheit in dem Zeitpunkte steht, in dem dieses Menschenwesen heruntergestiegen ist aus göttlich-geistigen Welten in die sinnliche Welt. Alle diese empfundenen und gefühlten Ideen, sie gehören zur Methodik des Lehrens. Derjenige, der sie nicht drinnen hat in der Methodik, kann am wenigsten die Stellung der Erziehung in der Gegenwart verstehen.

Und während wir moralisch wachsen lassen das Gefallen am Guten, das Mißfallen am Bösen, während wir seelisch erwachen lassen das Religiöse, das erst naturhaft beim Kinde da war, bildet sich wiederum im Untergrunde, im Keimhaften zwischen dem Zahnwechsel und der Geschlechtsreife die Anlage aus beim Menschen, der durch die Geschlechtsreife hindurchgegangen ist, für das In-Freiheit-Begreifen desjenigen, was man schon in sich selber hat. Wir bereiten das freie Erfassen der Welt auch für das Religiöse und Sittliche vor. Es ist ein Großes, wenn der Mensch es erleben kann, wie er Gefallen und Mißfallen, Durchdringung seines ganzen Gefühlslebens mit dem moralisch Guten und Bösen durch sein zweites Lebensalter erfahren hat. Dann quillt in ihm der Impuls auf: Das, was dir gefallen hat als gut, das mußt du tun, was dir mißfallen hat, mußt du unterlassen. – Dann quillt das Moralprinzip heraus aus demjenigen, was nun schon im Selbst des Menschen ist; dann ersteht die religiöse Hingabe im Geiste an die Welt, nachdem sie zuerst naturhaft in der ersten Epoche, seelenhaft in der zweiten Epoche da war. Da wird das religiöse Gefühl und auch der religiöse Willensimpuls dasjenige, was den Menschen so handeln läßt, als ob der Gott in ihm handelte. Das wird zum Ausdruck des menschlichen Selbstes, wird nicht etwas äußerlich Aufgepfropftes. Alles erscheint aus der menschlichen Natur erstanden und geboren nach der Geschlechtsreife, wenn man das Kind in entsprechender Weise herangebildet hat, so wie es dem Verständnis des Menschenwesens eben entspricht.

Da aber muß man, wie ich es bereits andeutete, vor sich haben das ganze Menschenwesen, wie es lebt in seinem Erdenwandel von der Geburt bis zum Tode. Wie leicht nimmt man es in der Pädagogik mit dem Ausgehen davon, daß man das Kind beobachten will. Man beobachtet es heute äußerlich experimentell; dann will man aus dem, was man nun am Kinde wahrnimmt, die Methodik des Lehrens schauen. Das kann man nicht. Denn derjenige, der zum Beispiel aus einem cholerischen Temperament, dem er die Zügel schießen läßt, als Lehrer und Erzieher jähzornige Handlungen entwickelt, der bereitet den Keim für Gicht, Rheumatismus, für Ungesundung des ganzen Organismus im höheren Menschenalter. Und in vieler anderer Beziehung ist das so der Fall. Wir haben stets den ganzen Menschen in seiner Erdenzeit vor uns, wenn wir etwas zu tun haben mit einem Geschehen, das in einem einzelnen Lebensalter vor sich geht. Dessen müssen wir eingedenk sein. Wer da hängt an jenen Trivialitäten, die man häufig als Anschauungsunterricht heute hat, wo man sich verschanzt hinter dem auf der einen Seite selbstverständlichen, auf der anderen Seite törichten Wort: An das Kind soll Anschaulichkeit nur herangebracht werden, wofür es eben das Begriffsvermögen hat –, nun, der kommt eben zu all den Trivialitäten, denen gegenüber man die Wand hinaufkriechen möchte. Dem muß entgegengesetzt werden jenes tiefere Menschheitsgesetz, das uns zum Bewußtsein bringt, was es für die Vitalität des Menschen bedeutet, wenn er als Vierzigjähriger plötzlich daraufkommt: Du verstehst jetzt erst das, was dir die verehrte Autorität vorgedacht und vorgelebt hat. Damals nahmst du es auf, weil dir die Autorität die Verkörperung von Wahrheit, Güte, Schönheit war. Jetzt hast du Gelegenheit, das Gehörte ins volle Bewußtsein heraufzuholen.

Solch ein Heraufgeholtes wirkt ungeheuer verjüngend, vitalisierend im späteren Lebensalter. Und all das muß man im späteren Alter entbehren, wenn beim Erziehen und Unterrichten nicht darauf gesehen worden ist, daß nun wirklich in den Untergründen etwas von dem ist, was eben erst später verstanden werden kann. Leer und öde wird die Welt, wenn nicht immer von neuem aus dem Inneren der Menschennatur aufquellen kann, was die äußere Anschauung durchsetzt mit Geist und Seele. So geben wir dem Menschen in voller Freiheit

Vitalität für sein ganzes Leben, wenn wir in dieser Weise erziehen. Und ich darf erwähnen, was ich oft gesagt habe: Ein wirklicher Unterrichter und Erzieher muß stets das ganze menschliche Leben vor sich haben, muß zum Beispiel hinschauen auf jene wunderbare Äußerung manches Menschen im Greisenalter: Es braucht einer nur zu kommen und gar nicht viel zu sagen; was er erregt, trägt einen segnenden Stempel. In jeder Handbewegung, die er macht, liegt etwas Segnendes. Das ist manchem an der Schwelle des Todes stehenden Menschen eigen. Woher hat er das? Er hat das, weil er in der Kindheit auf natürliche Art hat aufschauen, hat sich hingeben gelernt. Das verehrende Aufschauen und Hingeben im Kindesalter wird zur Macht des Segnens im späteren Lebensalter. Man darf sagen: Keiner kann am Ende des Erdenlebens die Hand zum Segnen ausbreiten, der sie nicht als Kind auf natürliche Weise hat falten gelernt zum Gebet. Aus der Faltung der Hände zum Gebet, aus jener frommen Hingabe im Kindheitsalter entsteht die Kraft des Begnadens im höchsten Lebensalter an der Schwelle des Todes. Denn alles das, was keimhaft in dem Kinde angedeutet ist, alles das bildet sich aus als gute oder böse Frucht für das eigene Erleben des Menschen im weiteren Erdenleben. Auch das muß man stets vor sich haben, wenn man eine Methodik des Lehrens auf Grund der Lebensbedingungen des Erziehens ausbilden will.

Nun, damit ist wenigstens mit einigen Strichen angedeutet, was zugrunde liegt dem Versuch, Anthroposophie fruchtbar zu machen im Erziehungs- und Unterrichtswesen durch die Waldorfschule. Diese Erziehungstagung sollte das, was da versucht worden ist, was nun doch schon seit Jahren in der Praxis wirkt, in einer gewissen Weise beleuchten. Es ist von verschiedenen Seiten beleuchtet worden; es ist auch gezeigt worden, was Leistungen der Schüler sind, und es wird weiter nach dieser Richtung manches zu zeigen und zu besprechen sein.

Es sind nun von zwei Seiten her im Beginne dieser heutigen Stunde liebevolle Worte an mich gerichtet worden. Ich darf sagen: Mit herzlichem Dank empfange ich diese liebevollen Worte, denn was könnte man mit den schönsten Impulsen tun, wenn sich nicht Menschen fänden, die zur Verwirklichung dieser Impulse all ihre Hingabe und Opferwilligkeit aufbringen! – Daher richtet sich meine Dankbarkeit gegen die Waldorflehrer, die versuchen, dasjenige, was zugrunde liegen soll einer Erziehungserneuerung, auszuführen. Es wendet sich mein Dank auch gegen diejenigen, die, ich möchte sagen, als die spätere Jugend, als die jungen Menschen von heute gerade aus ihren Erfahrungen während ihrer Erziehung ein Herzensverständnis entwickeln für das, was mit der Waldorfschulpädagogik eigentlich gemeint ist. Man würde sich glücklich fühlen müssen, wenn in recht großem Umfang das, was hier ausgesprochen worden ist als die herzhafte Empfindung der Jugend gegenüber der Waldorfschulpädagogik, zu dem tragenden Wagen führen würde, der unsere Waldorfschulpädagogik durch die Zeitenkultur, durch die Zeitenzivilisation dahinfährt. Und ich glaube auch, daß ich aus den Empfindungen Ihrer aller handle, wenn ich allseits denjenigen, die so liebevolle Worte, so schöne Worte gesprochen haben, dankbarlichst diese Worte erwidere; denn mehr noch als irgend etwas anderes braucht Erziehung und Unterricht Menschen, welche die Intentionen verwirklichen. Der Maler, der Bildhauer, er mag sogar in aller Einsamkeit sein Werk hinstellen und sich sagen: Wenn Menschen es nicht schauen, die Götter schauen es ja doch. Der Lehrende, der Erziehende, er leistet dasjenige, was geistige Leistung ist, für das Erdendasein; er kann dasjenige, was sein Geleistetes sein soll, nur im Verein mit denjenigen erleben, die es in der physisch-sinnlichen Welt verwirklichen helfen.

Das brauchen wir als Lehrende und Erziehende wieder als Einschlag in unser Bewußtsein, besonders in dieser unserer

Gegenwart. Und darauf lassen Sie mich am Schlusse dieser Vorträge noch hinweisen, denn ich muß meine Vorträge damit abschließen, weil ich, anderwärts in Anspruch genommen, nicht weiter bleiben kann; damit lassen Sie mich abschließen: eine Erziehung, wie diese auf Anthroposophie begründete – nicht Anthroposophie als Weltanschauung den Menschen aufdrängende, sondern auf Anthroposophie begründete, weil Anthroposophie echte Menschenerkenntnis nach Leib, Seele und Geist liefert –, sie will sich auch wirklich ganz sachgemäß, ganz real hineinstellen in dasjenige, was die tiefsten Notwendigkeiten und Bedingungen unserer gegenwärtigen Zivilisation sind, notwendig deshalb, weil der Menschheit in Mitteleuropa eine Zukunft nur dadurch noch winken kann, daß sie ihr Tun und Denken aus solchen Impulsen herausholt.

Woran kranken wir am allermeisten? Ich habe, indem ich sozusagen ganz zentral unsere Pädagogik und Didaktik charakterisieren wollte, immer wieder darauf hinweisen müssen, wie wir, in scheuer Ehrfurcht vor dem, was die göttlichen Mächte als Selbst des Menschen in die Welt gesetzt haben, diesem Selbst als Erzieher zu seiner Entwickelung verhelfen. Und dieses Selbst, es wird nicht in Wahrheit erfaßt, wenn es nicht im Geiste erfaßt wird; es wird in Wahrheit verleugnet, wenn es nur am Stoff erfaßt wird. Vor allen Dingen hat im materialistischen Leben der neueren Zeit das Ich gelitten durch die Mißerkennung, die Mißanschauung des menschlichen Selbstes, denn indem man überall losgegangen ist auf das Anschauen im Stoffe, auf das Handeln im Stoffe, zersplitterte vor dem Menschen der Geist, damit aber sein Selbst. Setzt man mit den naturhaften Methoden der Naturerkenntnis Grenzen, sagt man, man könne nicht in die Welt des Geistigen eindringen, so behauptet man nichts Geringeres als: Man kann nicht in die Welt des Menschen eindringen. Der Erkenntnis Grenzen setzen heißt, für das Erkennen in der Welt den Menschen auslöschen. Wie will man eine Seele erziehen, wenn man sie erst durch materialistische Gesinnung auslöscht? Aber dieses Auslöschen ist dasjenige gewesen, was ganz eigen war dem vergangenen, aber heute noch vielfach herrschenden Materialismus in allem menschlichen Tun. Und so kann man schon sagen: Das, was geschehen ist in der neueren Zeit, in der, wie ich gesagt habe, von anderer Seite ja gerechtfertigten materialistischen Gesinnung – gerechtfertigt, weil sie kommen mußte innerhalb der Entwickelung der Menschheit, aber sie muß auch wieder verlassen werden –, man kann es mit den Worten ausdrücken: Die Menschen haben sich ihr Selbst verschrieben an den Stoff. Damit aber ist wirkliche lebendige Methodik des Lehrens, sind die wirklichen Lebensbedingungen der Erziehung mit eingefroren, denn nur äußerlich Technisches kann leben in einer Zivilisation, die sich selbst, die das Selbst dem Stoff verschreibt. Aber der Stoff bedrängt den Menschen. Jeder Mensch wird mehr oder weniger dadurch, daß der Stoff ihn in der Körperlichkeit abschließt, auch eine verschlossene Seele. Man wird eine verschlossene Seele, wenn man den anderen Menschen nicht im Geiste findet, denn im Körper kann man ihn nicht in Wahrheit finden! So hat die materialistische Zivilisationsgesinnung ein Zeitalter heraufgebracht, wo die Menschen aneinander vorbeigehen, weil alle Empfindung an Körperlichkeit verschrieben ist. Sie schreien nach dem sozialen Leben mit dem Verstand, entwickeln aber aus der Empfindung heraus das unsoziale Nebeneinander-Vorbeigehen, das Sich-nicht-Verstehen. Die Seelen, die in die einzelnen Körper eingeschlossen werden, sie gehen aneinander vorbei; die Seelen, die den Geist in sich erwecken, die den Geist selber finden, die finden sich als Menschen mit den anderen Menschen zusammen. Ein soziales Leben wird aus dem Chaos nur aufkeimen, wenn die Menschen den Geist finden werden und dadurch, durch den Geist, der eine Mensch den anderen im Nebeneinanderleben findet.

Und das ist auch die große Sehnsucht der Jugend von heute: den Menschen zu finden. Die Jugendbewegung ging aus von dem Schrei nach dem Menschen. Jetzt hat sich - das hat sich vor einigen Tagen gezeigt, als die jungen Menschen, die hier sind, sich vereinigt haben - dieses Rufen nach dem Menschen verwandelt in ein Rufen nach dem Geist, weil man ahnt: Der Mensch kann nur gefunden werden im Finden des Geistes. Der andere Mensch muß verloren werden, wenn man den Geist verliert.

Wie man Weltenerkenntnis finden kann und aus der Weltenerkenntnis heraus den wahrhaft lebendigen Menschen auf der Erde nach Leib, Seele und Geist, das versuchte ich gestern abend zu zeigen, wie Weltanschauung hinauswachsen kann in das Erleben des Kosmischen, wie Sonne und Mond gesehen werden können in all dem, was auf der Erde wächst und gedeiht. Erziehen wir mit einem solchen Hintergrund, dann werden wir auch in der richtigen Weise das Erleben des Unsterblichen, des Göttlichen, des Ewig-Religiösen in dem heranwachsenden Kinde entwickeln. Dann werden wir den Menschen während ihrer Kindheit dasjenige einpflanzen, was sie, damit es weiter gedeihen kann, im Geist durch die Pforte des Todes tragen müssen als ihr unsterbliches Teil. Doch diese Seite des Erziehens im besonderen zu besprechen, soll ja hier nicht die Aufgabe sein. Die Beziehung der Erziehung zum menschlichen Selbst und Kulturleben, das ist es, was zunächst gezeigt werden sollte. Aber überzeugt kann man sein: Wenn der Mensch richtig erzogen wird auf der Erde, dann wird auch der Himmelsmensch richtig erzogen, denn im Erdenmenschen lebt der Himmelsmensch. Erziehen wir den irdischen Menschen in der richtigen Weise, so bringen wir durch das Stückchen, das er vorwärtsgebracht werden muß zwischen Geburt und Tod, auch den himmlischen Menschen in der richtigen Weise weiter.

Damit aber ist einer Anschauung Rechnung getragen, welche in der richtigen Weise nach Weltenerkenntnis geht, nach jener Weltenerkenntnis, die da weiß: Der Mensch muß mitbauen an dem großen geistigen Weltenbau, der dann auch im Sinnlichen sich offenbart. Als ein an der Menschheit Mitbauender muß der Mensch erkannt werden in einem richtigen Erziehen. Das habe ich gestern gemeint mit der Charakteristik jener Weltauffassung und Lebensanschauung, von der ich sagte, sie solle im Hintergrunde des Lehrens und Erziehens stehen. Daraus geht aber hervor, daß wir nicht in dem einseitigen Inhalt des Kopfes die Welt erfassen können. Falsch ist es, wenn jemand sagt, die Welt könnte erfaßt werden in Ideen, Begriffen, Vorstellungen. Falsch ist es selbst noch, wenn man sagt, die Welt solle erfaßt werden mit dem Gefühl. Sie soll erfaßt werden mit Ideen und Gefühl, aber auch mit dem Willen! Denn nur, wenn das Göttlich-Geistige in den Willen hinuntergeht, dann ist die Welt vom Menschen erfaßt; dann ist aber auch der Mensch erfaßt, angeschaut nicht von einem Teil des Menschen, sondern vom ganzen Menschen. Wir brauchen Weltanschauung nicht für Verstand und Intellekt allein, wir brauchen Weltanschauung für den ganzen Menschen, für den denkenden, fühlenden und wollenden Menschen, eine Weltanschauung, welche im ganzen Menschen nach Leib, Seele und Geist die Welt im Menschen wiederentdeckt. Nur der, welcher so die Welt im Menschen wiederentdeckt, der im Menschen die Welt schaut, nur der kann eine wirkliche Weltanschauung haben. Denn so wie sich im Auge die sichtbare Welt spiegelt, so ist der ganze Mensch ein geistig-seelisch-leibliches Auge, in dem sich die ganze Welt spiegelt. Dieses Spiegelbild kann man nicht von außen anschauen, das muß man von innen erleben. Dann wird es aber auch nicht Schein bleiben wie ein äußeres Spiegelbild, dann wird es innerliche Realität. Dann wird in der Erziehung die Welt Mensch, und der Mensch entdeckt in sich die Welt. Arbeitet man so erzieherisch, dann empfindet man recht, wie die Menschheit zersplittert wird, wenn alles menschliche Erleben dem Stoffe verschrieben wird, weil die Seelen aneinander sich nicht gewinnen, sondern sich verlieren, wenn sie sich selber verneinen. Geht man über zum Geiste, dann findet man durch dasjenige, was im Geiste gefunden werden kann, den anderen Menschen. Soziales Leben im echten Sinne des Wortes, es muß vom Geiste aus begründet werden. Es muß die menschliche Wesenheit im Geist sich finden, dann wird sich Mensch mit Mensch verbinden können, und es muß die Welt im Menschen geschaut werden, wenn Welten erbaut werden aus Menschentaten. Daher lassen Sie mich aussprechen am Schlusse dieser Betrachtung, was ich eigentlich immer im Hintergrunde hatte, während ich zu Ihnen sprach. Betitelt ist das, was gesprochen werden sollte, als eine Betrachtung der Erziehung im persönlichen Leben und im Kulturleben der Gegenwart. Jetzt am Schluß erlauben Sie mir, daß ich den Titel metamorphosiere, daß ich ihn dahin verwandle, daß er in sich schließt, was ich eigentlich habe aussprechen wollen. So daß zusammenschlagen soll dasjenige, was ich eigentlich gemeint habe, in die Worte:

Dem Stoff sich verschreiben,
Heißt Seelen zerreiben.

Im Geiste sich finden,
Heißt Menschen verbinden.

Im Menschen sich schauen,
Heißt Welten erbauen.

EINE ERZIEHUNGSTAGUNG DER WALDORFSCHULE IN STUTTGART

Bericht von Rudolf Steiner
über die vorangegangenen Vorträge

Vom 7. bis 13. April konnten wir eine zahlreiche Besucherschaft in Stuttgart vereinigen. Der Vorstand am Goetheanum und das Lehrerkollegium der Waldorfschule hatten eine Einladung ergehen lassen zur Behandlung der Fragen über «Die Stellung der Erziehung im persönlichen und im Kulturleben der Gegenwart». Das Thema schien uns wichtig. Denn die Zeit bedingt Selbstbesinnung darüber, wie die Kultur der Gegenwart, die Hervorragendes nur auf dem Gebiete des Naturerkennens und der Naturbeherrschung geleistet hat, wieder so in das Innere des Menschen dringen könne, daß die Sprache der Seele erklingen kann, die für den Erziehenden und Lehrenden notwendig ist. Mit der Natuererkenntnis erfaßt man in Wirklichkeit nur, was außerhalb des Menschen liegt. Man glaubt wohl in der Hochblüte der naturwissenschaftlichen Weltauffassung, daß man mit deren Methoden den Menschen erforschen und auch bilden könne; aber in Wahrheit bleibt der Mensch für den Menschen ein unbekanntes Gebiet, wenn es keine Einsicht gibt, daß innerhalb des Menschen etwas ganz anderes waltet als außerhalb desselben. Wahre Menschen-Erkenntnis, die so sicher auf Grundlagen ruht wie die Naturerkenntnis, die aber nicht bloß Menschen-Erkenntnis dadurch sein will, daß sie den Menschen wie ein Naturwesen behandelt, ist notwendig, um der Erziehung und dem Unterricht *das* Leben zuzuführen, das so viele in ihnen heute vermissen, ohne daß sie von den Wegen etwas wissen wollen, auf denen ein solches zu erlangen ist. Wahre Menschen-Erkenntnis muß den Menschen nach Leib, Seele und Geist erforschen. Denn der

Menschenleib ist ein Werk des Geistes und eine Offenbarung der Seele. Will der Erzieher den Leib bilden, so muß er sich an die Kräfte des Geistes wenden, um fortzusetzen, was dieser aus dem vorirdischen Leben in diesen Leib an Bildekräften hereinschickt und im irdischen noch weiter fortwirken läßt. Will er die Seele bilden, so muß er den Leib kennen, um zu verstehen, wie das Seelische, das der Geist in diesen Leib verborgen hat, aus demselben herausgeholt werden kann. Körperliche Erziehung bloß durch Einfluß auf den Körper leisten zu wollen, ist ein Unding. Denn, was im kindlichen Alter in die Seele aufgenommen wird, das erscheint im Erwachsenen als gesunde oder kranke Körperverfassung. Man verbilde im Kinde das Seelische, so wird diese Verbildung in die körperliche Beschaffenheit überspringen. Denn im Kinde überträgt sich jeder seelische Impuls in gesunde oder kranke Atmung, in gesunde oder kranke Zirkulation, in gesunde oder kranke Verdauungstätigkeit. Was da Krankes entsteht, fällt oft am Kinde noch nicht auf. Es ist erst keimhaft vorhanden. Aber der Keim wächst mit dem Menschen heran. Und manche chronische Krankheit der Vierziger Jahre des Menschen ist das Ergebnis der Seelenverbildung im ersten oder zweiten Lebensjahrzehnt.

Die Denkart, die sich seit dem fünfzehnten Jahrhundert entwickelt und die in unserer Zeit ihren Höhepunkt erreicht hat, kann sich in die angedeuteten Wahrheiten so wenig finden, daß diese ihr sogar absurd erscheinen können. Deshalb dringt diese Denkart nicht durch zu einer lebendigen, den ganzen Menschen und das ganze Menschenleben, von der Geburt bis zum Tode, erfassenden pädagogischen Kunst.

Wie in der Gegenwart die Menschheit innerlich nach den Grundlagen unbewußt verlangt, die sie äußerlich bewußt ablehnen möchte, das sollte auf unserer Erziehungstagung dargestellt werden. Daß viele Menschen heute das Bedürfnis empfinden, sich auf die Stellung der Erziehung im Kulturleben zu besinnen, das zeigt sich wohl darin, daß wir die Besucher der Vorträge in dem immerhin nicht kleinen Sieglehaus kaum unterbringen konnten. Daß die Art, wie da über diese Stellung gesprochen wurde, manchem einleuchtet, ging aus der Stimmung der Zuhörerschaft hervor. Und auch das andere erwies diese Stimmung, daß gefühlt wurde, wie die anthroposophische Pädagogik der Erziehung und dem Lehren eine Stellung zum Leben des Menschen gibt, die dem von der Menschennatur selbst Geforderten entspricht.

Es war mir sehr schmerzlich, daß ich selbst nur für die Zeit meiner Vorträge, vom Dienstag abend bis Freitag früh bei der Tagung sein konnte; und auch während dieser Zeit konnte ich, da anderes mir oblag, nicht teilnehmen an den Vorträgen unserer hingebungsvollen, opferwilligen, unermüdlichen Lehrerschaft. Aber ich konnte aus Berichten entnehmen, wie schöne Früchte diese Hingabe, Opferwilligkeit und Unermüdlichkeit auch bei dieser Tagung in der öffentlichen Vertretung der Waldorfschulpädagogik gezeitigt haben.

Außer den Vorträgen fanden Führungen durch die Räume der Waldorfschule statt, bei denen die Leistungen der Schüler veranschaulicht werden sollten. Man hatte Eurythmieaufführungen der Kinder, und künstlerische Eurythmiedarbietungen, die das Wesen und den pädagogisch-didaktischen Wert der Eurythmie offenbaren sollten.

In Diskussionen und Aussprachen war eine Erweiterung und Verdeutlichung des Gehörten und Gesehenen angestrebt.

Unsere jungen Anthroposophen hielten eine Jugendversammlung ab, bei der besprochen wurde, was Anthroposophie dem jungen Menschen der Gegenwart für sein Suchen werden kann. An den Gesichtern dieser jungen Freunde konnte man lesen, wie bei ihnen Jugendempfindung mit Gefühl für die Anthroposophie zusammenfällt. Mit tiefster Befriedigung schaue ich auf diesen Teil der Erziehungstagung zurück.

ERZIEHUNGSTAGUNG

IN DER FREIEN WALDORFSCHULE IN STUTTGART

VOM 7. BIS 13. APRIL 1924

Die Stellung der Erziehung im persönlichen und im Kulturleben der Gegenwart

Jedes Erziehungswesen muß mit den Kräften arbeiten, die in dem Kulturleben wirksam sind, aus dem es erwuchs. Die Kultur der letzten hundert Jahre hat in fortschreitendem Verlöschen älterer, großer geistig-seelischer Traditionen und Kräfte vor der Welt der anstürmenden materialistischen Wissenschaft den in seiner Totalgesundheit sich erlebenden Menschen verloren. Man darf daher nicht ehrlich mehr hoffen, daß ihre Erziehungswissenschaft diesen vollen Menschen noch erwecken kann.

In den Seelen der jungen Generation aber steigt aus neuen Weltimpulsen ein Wesensbild des Vollmenschen auf, zu dem der junge Mensch den Führer über die Zeitenschwelle sucht. Tragisch ist das Erlebnis des Suchenden, Lehrers wie Schülers, wenn er entdeckt, daß all unsere geltenden Begriffe aus der dem Absterben geweihten Kultur von diesseits, daß aber die in den Seelen uns innerlich vorwärtstreibenden Impulse schon von jenseits dieser Zeiten- und Seelenschwelle hereinragen. So verstehen unsere üblichen Begriffe unsere tiefsten Erlebnisse nicht mehr. Hier liegt die Tragödie des Nichtwissens für den Lehrer, des Nichtfindens für den Schüler. Zwischen Lehrer und Schüler klafft ein Abgrund, und der Sehnsuchtsruf nach der Erkenntnisbrücke tönt von beiden Seiten.

Anthroposophie ist die mit diesen inneren Lebenstatsachen stetig fortschreitende bestimmte Antwort auf dieses Rufen der Seelen. Sie gibt die Brücke zu unseren tiefsten Seelenrätseln aus einer lebensgemäßen Erkenntnis, die schon über jene Schwelle in die realen Seelentatsachen vorgedrungen ist und damit nicht Theorie, sondern Leben spendet. In ihr spricht sich die Gesamtnatur des Vollmenschen umfassend über die wahre Stellung der Erziehung im persönlichen und im Kulturleben der Gegenwart aus, weil sie die Kulturmächte der Zukunft in sich birgt. Und so mußte aus anthroposophischer Erkenntnis auch die neue Menschheitspädagogik herausreifen, die nun seit fünf Jahren die Freie Waldorfschule unter der pädagogischen Leitung Dr. Rudolf Steiners in ihrer fortschreitenden Arbeit trägt.

Wir laden alle für Erziehungsfragen Interessierten ein, zu prüfen, was aus dieser Pädagogik über alles Parteiwesen hinweg Menschheitliches fließen möchte, und wie die Freie Waldorfschule eine lebendige pädagogische Praxis erstrebt, die ebenso den Forderungen des Menschenwesens wie den Kulturforderungen der Gegenwart im Erkenntnis-, künstlerischen und religiösen Leben entsprechen will.

Der Vorstand der Anthroposophischen Gesellschaft
Das Lehrerkollegium der Freien Waldorfschule

Übersicht über die Ve

	Sonntag 6. April	Montag 7. April	Dienstag 8. April	Mittwoch 9. April
9 Uhr morgens		Eröffnung der Tagung — *Dr. W. J. Stein:* Die Geschichte als Erziehungsmittel und als Lebensperspektive für die Jugend.	*Dr. Erich Schwebsch:* Von der Notwendigkeit einer Erneuerung der Pädagogik.	*Dr. Rudolf Steiner* 2. Vortrag.
11 Uhr		*Aussprache* über Methodik des Unterrichts in Sprachen, Literatur und Geschichte. Einleitung: *Dr. Maria Röschl.*	*Aussprache* über das Künstlerische in der Pädagogik der Waldorfschule. Einleitung: *Dr. Erich Schwebsch*	*Führung* durch die Ausstellung von Schüle[r]arbeiten aus dem Handwerksunterricht. Einleitung: *Max Wolffhügel.*
Nachmittags	Von 4 Uhr nachmittags an zwangloser Empfang der Teilnehmer von auswärts in den Räumen der Waldorfschule.	*Kindereurhythmie* 4 Uhr.	*Musik und Rezitation* ausgeführt von Schülern und Schülerinnen. 4 Uhr.	*Aussprache* über Methodik de[s] mathematischen und physikalischen Unterrichts. Einleitung: *Dipl.-Ing. A. Strakosch.* 3 Uhr.
8 Uhr abends		*Paul Baumann:* Elementares Seelenerleben als ein Ausgangspunkt der Pädagogik.	*Dr. Rudolf Steiner:* Die Methodik des Lehrens und die Lebensbedingungen des Erziehens. 1. Vortrag.	

Die Vortragsreihe *Dr. Rudolf Steiners: »Die Methodik des Lehrens und die Lebensbedingu*
platz, statt. Die *eurhythmischen Darbietungen* unter Leitung von Frau Marie Steiner am
Anthroposophischen Gesellschaft, Landhausstraße 70, gegeben. Alle übrigen Vorträge und Vera

nstaltungen

Donnerstag 10. April	Freitag 11. April	Samstag 12. April	Sonntag 13. April
Dr. Rudolf Steiner: 3. Vortrag.	*Dr. Rudolf Steiner:* 5. Vortrag.	*Dr. Hermann v. Baravalle:* Die Kulturaufgabe des mathematisch-naturwissenschaftlichen Unterrichts in der Gegenwart.	*Dr. Karl Schubert:* Erziehung als schicksalgestaltende Kraft.
Dr. Caroline von Heydebrand: Unzeitgemäßes und Zeitgemäßes in der Erziehung jüngerer Kinder.	*Führung* durch die Ausstellung von Malereien und Handarbeiten der Kinder.	*Aussprache* über Methodik der Naturwissenschaften. Einleitung: *Dr. Hermann v. Baravalle.*	
Kinder-eurhythmie (Wiederholung). 4 Uhr.	*Dr. Eugen Kolisko:* Pädagogik und Heilkunde. Mit Aussprache. 3 Uhr.	*Aussprache* über Pflege des religiösen und moralischen Lebens in der Waldorfschule. Einleitung: *Dr. Karl Schubert.* 4 Uhr.	5 Uhr Konzert. Kompositionsabend Paul Baumann. Anschließend zwangloses Beisammensein.
Dr. Rudolf Steiner: 4. Vortrag.	*Eurhythmie-Darbietung* durch die künstlerischen Kräfte des Goetheanums. (Besondere Karten zu lösen.)	*Eurhythmie-Darbietung* durch die künstlerischen Kräfte des Goetheanums. Wiederholung. (Besondere Karten zu lösen.)	

en des Erziehens« findet im großen Saal des Gustav-Siegle-Hauses, Leonhards-
itag, den 11. und Samstag, den 12. April, werden in dem Bühnensaal der
taltungen finden in den Räumen der Freien Waldorfschule, Kanonenweg 44, statt.

Anmeldungen von auswärts erbitten wir möglichst bald an die Freie Waldorfschule, Stuttgart, Kanonenweg 44, unter dem Kennwort »Erziehungstagung« gelangen zu lassen. Daselbst sind auch die Eintrittskarten zu erhalten.

Preis der Eintrittskarte zu allen Veranstaltungen – außer den Darbietungen in Eurhythmie, die vom Goetheanum ausgehen, G.-M. 12.—.

Preis einer Einzelkarte für einen Vor- oder Nachmittag G.-M. 1.—.

Preis der Karten für die Vortragsreihe Dr. Rudolf Steiners allein (nur in beschränkter Zahl verfügbar) Sitzplatz G.-M. 8.—, Stehplatz G.-M. 5.—.

Die Sitzplätze im Gustav-Siegle-Haus bei den Vorträgen Dr. Rudolf Steiners werden nach einem Schlüssel so verteilt, daß jeder Hörer bei jedem Vortrage einen anderen bestimmten Platz bekommt.

Zu den beiden *Eurhythmie-Darbietungen* am Freitag, den 11. und Samstag, den 12. April, sind *die Karten gesondert zu lösen.* Karten zu G.-M. 5.—, 2.—, 1.—.

Unterkunft kann auf Wunsch in beschränktem Umfang vermittelt werden, doch wird eine Gewähr dafür nicht übernommen.

HINWEISE

Der Aufsatz «Die Erziehung des Kindes vom Gesichtspunkte der Geisteswissenschaft» erschien erstmals 1907 in der von Rudolf Steiner herausgegebenen Zeitschrift «Lucifer-Gnosis».

(«Lucifer - Gnosis. Grundlegende Aufsätze zur Anthroposophie», Bibliographie-Nr. 34, ISBN 3-7274-0340-3, 2. Auflage, Gesamtausgabe Dornach 1987)

Die Vorträge über «Die Methodik des Lehrens und die Lebensbedingungen des Erziehens» wurden im Rahmen einer öffentlichen Erziehungstagung in der Freien Waldorfschule in Stuttgart im April 1924 gehalten. Es waren dies die letzten öffentlichen Vorträge Rudolf Steiners in Stuttgart, an denen 1700 Zuhörer teilgenommen haben.

(«Die Methodik des Lehrens und die Lebensbedingungen des Erziehens», herausgegeben von Johann Waeger, Bibliographie-Nr. 308, ISBN 3-7274-3080-X, 5. Auflage, Gesamtausgabe Dornach 1986)

Textunterlagen: Die Vorträge wurden mitstenographiert von Karl Lehofer und Karl Schubert. Die Originalstenogramme von Lehofer liegen nicht mehr vor, die von Schubert nur in Bruchstücken. Der in dieser Ausgabe wiedergegebene Wortlaut basiert auf den Texten früherer Auflagen (1. Auflg. 1926 durch E. A. Karl Stockmeyer, 2. Auflg. 1940 durch Marie Steiner, 4. Auflg., erweitert, Gesamtausgabe 1974 durch Johann Waeger), denen eine Bearbeitung der Stenogramme von Lehofer zugrunde liegt. Die Inhaltsangaben sowie der Anhang wurden der 5. Auflage (Redaktion: Walter Kugler) beigefügt.

Zu Seite

35 *Das schöne Dichterwort:* Goethe, «Iphigenie», Worte des Pylades, 2. Akt, 1. Auftritt.

41 *«Fürchtet keine Unverständlichkeit, ...»:* Im Zitat wurden gegenüber den Auflagen 1969–78 einige Berichtigungen vorgenommen nach Jean Paul, Sämtliche Werke, 3. Aufl., 23. Band, S. 65, Berlin 1862.

73 *der orientalische Dātā:* Sanskrit: der Gebende, der hingebungsvoll Schenkende.

88 *in dem neuen Buch von Maurice Maeterlinck:* «Das große Rätsel», Jena 1924. Wörtlich heißt es dort (S. 167 f.): «Er beschreibt uns die aufeinanderfolgenden Wandlungen der Wesenheiten, die zu Menschen werden, und er tut das mit soviel Sicherheit, daß man sich fragt, nachdem man ihm mit Interesse durch die Einführung gefolgt ist, die einen sehr abwägenden, logischen und weiten Geist zeigt, ob er plötzlich wahnsinnig wird oder ob man es mit einem Schwindler oder wirklichen Visionär zu tun hat.»

99 *«Wilhelm Meister»:* Der große Entwicklungs- und Bildungsroman Goethes, an dem er 1775–1829 arbeitete und der aus «Wilhelm Meisters Lehrjahre» (4 Bde. 1795/96) und aus «Wilhelm Meisters Wanderjahre oder die Entsagenden» (1821 und 1829) besteht; die früheste Fassung «Wilhelm Meisters theatralische Sendung», die 1775/85 entstand, wurde 1910 gefunden und gedruckt.

102 *böhmisch-mährische Brüder:* Die Böhmischen Brüder, auch Mährische Brüder, sind eine 1467 in Böhmen gegründete religöse Gemeinschaft, die sich «Unitas fratrum» («Brüdervereinigung») nannte und nach echter Brüderlichkeit strebte, ein schlichtes zurückgezogenes Leben führte, Kriegsdienst, Eid und Bekleidung staatlicher Ämter ablehnte; später gingen sie in der «Brüdergemeine» auf.

John Wiclif, 1324–1384, englischer Vorreformator.

Johannes Hus, 1370–1415, tschechischer Vorreformator.

112 *Gay-Lussacsche Gesetz:* Joseph Gay-Lussac, 1778–1850, französischer Chemiker und Physiker. Das Gay-Lussacsche Gesetz (1802) besagt, daß alle vollkommenen Gase durch die Wärme sich gleich stark und zwar um $^1/_{273}$ des Volumens für 1° ausdehnen, oder daß bei konstantem Volumen der Druck um $^1/_{273}$ seines anfänglichen Wertes steigt. Siehe «Repetitorium der Physik», von Dr. Theodor Schmidt, II. Auflage, neu bearbeitet von Dr. H. Lux, Breslau 1900 (von Rudolf Steiner benutzte Ausgabe), § 274, S. 109.

124 *Goethe ... hat die sich bildenden Pflanzenformen in ihren verschiedenen Metamorphosen verfolgt:* Siehe hierzu seine Schrift «Die Metamorphose der Pflanzen», 1791.

133 *Lorenz Oken,* 1779–1851, deutscher Naturforscher und Philosoph. Vgl. seine Schrift «Lehrbuch der Naturphilosophie», Buch XIV Zoologie, Jena 1831, S. 424–496. Es handelt sich hier um eine zusammenfassende freie Wiedergabe der Ausführungen von Oken durch Rudolf Steiner.

145 *«Pflicht! du erhabener großer Name ...»:* Immanuel Kant, «Kritik der praktischen Vernunft» (1788), 1. Teil, 3. Hauptstück.

«Gerne dien ich den Freunden ...»: Friedrich von Schiller in der Xenie «Gewissensskrupel».

«Pflicht, wo man liebt, was man sich selbst befiehlt»: Goethe, Maximen und Reflexionen, 6. Abteilung: Ethisches, 829.

156 f. Der Bericht Rudolf Steiners über die Erziehungstagung in Stuttgart erschien in der Beilage zur Wochenschrift «Das Goetheanum»: «Was in der Anthroposophischen Gesellschaft vorgeht. Nachrichten für deren Mitglieder» vom 20. April 1924. Siehe auch: Rudolf Steiner «Die Konstitution der Allgemeinen Anthroposophischen Gesellschaft und der Freien Hochschule für Geisteswissenschaft. Der Wiederaufbau des Goetheanum 1924/1925», GA Bibl.-Nr. 260a.

LITERATURHINWEIS

Zur Weiterführung und Vertiefung der Darstellungen des vorliegenden Bandes sei auf folgende Ausgaben von Rudolf Steiner verwiesen:

GA = Rudolf Steiner Gesamtausgabe / TB = Rudolf Steiner Taschenbücher

Öffentliche Kurse und Vortragsreihen

Die Erneuerung der pädagogisch-didaktischen Kunst durch Geisteswissenschaft. Vierzehn Vorträge, Basel 1920 GA 301 (TB 708)

Die gesunde Entwickelung des Menschenwesens. Eine Einführung in die anthroposophische Pädagogik und Didaktik. Sechzehn Vorträge, Dornach 1921/22 GA 303 (TB 648)

Die geistig-seelischen Grundkräfte der Erziehungskunst. Vorträge und Ansprachen, Oxford 1922 GA 305 (TB 604)

Die pädagogische Praxis vom Gesichtspunkte geisteswissenschaftlicher Menschenerkenntnis. Die Erziehung des Kindes und jüngeren Menschen. Acht Vorträge Dornach 1923 GA 306 (TB 702)

Gegenwärtiges Geistesleben und Erziehung. Vierzehn Vorträge, Ilkley/England 1923 GA 307

Anthroposophische Pädagogik und ihre Voraussetzungen. Fünf Vorträge, Bern 1924 GA 309

Der pädagogische Wert der Menschenerkenntnis und der Kulturwert der Pädagogik. Neun Vorträge, Arnheim 1924 GA 310

Die Kunst des Erziehens aus dem Erfassen der Menschenwesenheit. Sieben Vorträge, Torquay/England 1924 GA 311 (TB 674)

Vorträge und Kurse für die Lehrer der Freien Waldorfschule in Stuttgart

Allgemeine Menschenkunde als Grundlage der Pädagogik
Vierzehn Vorträge, Stuttgart 1919 GA 293 (TB 617)

Erziehungskunst. Methodisch-Didaktisches
Vierzehn Vorträge, Stuttgart 1919 GA 294 (TB 618)

Erziehungskunst. Seminarbesprechungen und Lehrplanvorträge
Fünfzehn Seminarbesprechungen und drei Vorträge, Stuttgart 1919 GA 295 (TB 639)

Geisteswissenschaftliche Sprachbetrachtungen. Eine Anregung für Erzieher. Sechs Vorträge, Stuttgart 1919/1920 GA 299

Menschenerkenntnis und Unterrichtsgestaltung
Acht Vorträge, Stuttgart 1921 GA 302 (TB 657)

Erziehung und Unterricht aus Menschenerkenntnis
Meditativ erarbeitete Menschenkunde – Erziehungsfragen im Reifealter. Zur künstlerischen Gestaltung des Unterrichts – Anregungen zur innerlichen Durchdringung des Lehr- und Erzieherberufes
Neun Vorträge, Stuttgart 1920/22/23 GA 302a

Einzelausgaben

Die pädagogische Grundlage und Zielsetzung der Waldorfschule
Drei Aufsätze 1919/1920 Best.-Nr. 5060

Die Waldorfschule und ihr Geist. Welche Gesichtspunkte liegen der Errichtung der Waldorfschule zugrunde? Best.-Nr. 5202
Drei Vorträge bei der Gründung der Freien Waldorfschule, Stuttgart 1919

Neuorientierung des Erziehungswesens im Sinne eines Freien Geisteslebens
Drei Vorträge über Volkspädagogik, Stuttgart 1919 Best.-Nr. 5411

Zeitgemäße Erziehung im Kindheits- und Jugendalter
Zwei Vorträge, London 1922 Best.-Nr. 5063

Das Tonerlebnis im Menschen. Eine Grundlage für die Pflege des musikalischen Unterrichts
Zwei Vorträge für Pädagogen, Stuttgart 1923 Best.-Nr. 5064

Das Lebenswerk Rudolf Steiners ist überliefert in den geschriebenen Werken und in den Nachschriften seiner stets frei gehaltenen Vorträge. Hinzu kommen zahlreiche künstlerische Arbeiten, von denen die beiden Goetheanumbauten weltweite Beachtung gefunden haben. Seine Ausführungen über Pädagogik, Landwirtschaft, Medizin, Nationalökonomie usw. führten zur Begründung zahlreicher Einrichtungen, die als Bereicherung des öffentlichen Kulturlebens immer mehr Anerkennung finden.

Im Auftrag Rudolf Steiners hat Marie Steiner-von Sivers die Vortragsnachschriften durchgesehen und veröffentlicht. Nach ihrem Tod (1948) wurde gemäß ihren Richtlinien von der durch sie 1943 begründeten Rudolf Steiner-Nachlaßverwaltung mit der Herausgabe der Rudolf Steiner Gesamtausgabe begonnen. Diese wird etwa 350 Bände umfassen. In den beiden ersten Abteilungen erscheinen die *Schriften* und das *Vortragswerk*, in der dritten Abteilung wird das *Künstlerische Werk* in entsprechender Form wiedergegeben.

Einen systematischen Überblick über die Gesamtausgabe (GA) gibt der Band «Bibliographische Übersicht. Das literarische und künstlerische Werk von Rudolf Steiner». Über den jeweiligen Stand der erschienenen Bände orientieren die Bücherverzeichnisse und der Gesamtkatalog des Rudolf Steiner Verlages.

Chronologischer Lebensabriß

(zugleich Übersicht über die geschriebenen Werke)

1861 Am 27. Februar wird Rudolf Steiner in Kraljevec (damals Österreich, heute Kroatien) als Sohn eines Beamten der österreichischen Südbahn geboren. Seine Eltern stammen aus Niederösterreich. Er verlebt seine Kindheit und Jugend an verschiedenen Orten Österreichs.

1872 Besuch der Realschule in Wiener-Neustadt bis zum Abitur 1879.

1879–1882 Studium an der Wiener Technischen Hochschule: Mathematik und Naturwissenschaft, zugleich Literatur, Philosophie und Geschichte. Grundlegendes Goethe-Studium.

1882 Erste schriftstellerische Tätigkeit.

1882–1897 Herausgabe von Goethes Naturwissenschaftlichen Schriften in Kürschners «Deutsche National-Litteratur», 5 Bände (GA 1a–e). Eine selbständige Ausgabe der Einleitungen erschien 1925 unter dem Titel *Goethes Naturwissenschaftliche Schriften* (GA 1).

1884–1890 Privatlehrer bei einer Wiener Familie.

1886 Berufung zur Mitarbeit bei der Herausgabe der großen «Sophien-Ausgabe» von Goethes Werken.
Grundlinien einer Erkenntnistheorie der Goetheschen Weltanschauung mit besonderer Rücksicht auf Schiller (GA 2).

1888 Redakteur bei der «Deutschen Wochenschrift», Wien (Aufsätze daraus in GA 31). Vortrag im Wiener Goethe-Verein: *Goethe als Vater einer neuen Ästhetik* (GA 30).

1890–1897 Weimar. Mitarbeit am Goethe- und Schiller-Archiv. Herausgeber von Goethes Naturwissenschaftlichen Schriften.

1891 Promotion zum Doktor der Philosophie an der Universität Rostock. 1892 erscheint die erweiterte Dissertation: *Wahrheit und Wissenschaft. Vorspiel einer «Philosophie der Freiheit»* (GA 3).

1894 *Die Philosophie der Freiheit. Grundzüge einer modernen Weltanschauung. Seelische Beobachtungsresultate nach naturwissenschaftlicher Methode* (GA 4).

1895 *Friedrich Nietzsche, ein Kämpfer gegen seine Zeit* (GA 5).

1897 *Goethes Weltanschauung* (GA 6).
Übersiedlung nach Berlin. Herausgabe des «Magazin für Litteratur» und der «Dramaturgischen Blätter» zusammen mit O.E. Hartleben (Aufsätze daraus in GA 29–32). Wirksamkeit in der «Freien literarischen Gesellschaft», der «Freien dramatischen Gesellschaft», im «Giordano Bruno-Bund», im Kreis der «Kommenden» u. a.

1899–1904 Lehrtätigkeit an der von W. Liebknecht gegründeten Berliner «Arbeiter-Bildungsschule».

1900/01	*Welt- und Lebensanschauungen 19. Jahrhundert,* 1914 erweitert zu: *Die Rätsel der Philosophie* (GA 18). Beginn der anthroposophischen Vortragstätigkeit auf Einladung der Theosophischen Gesellschaft in Berlin. *Die Mystik im Aufgange des neuzeitlichen Geisteslebens* (GA 7).
1902–1912	Aufbau der Anthroposophie. Regelmäßige öffentliche Vortragstätigkeit in Berlin und ausgedehnte Vortragsreisen in ganz Europa. Marie von Sivers (ab 1914 Marie Steiner) wird seine ständige Mitarbeiterin.
1902	*Das Christentum als mystische Tatsache und die Mysterien des Altertums* (GA 8).
1903	Begründung und Herausgabe der Zeitschrift «Luzifer», später *«Lucifer-Gnosis»* (Aufsätze in GA 34).
1904	*Theosophie. Einführung in übersinnliche Welterkenntnis und Menschenbestimmung* (GA 9).
1904/05	*Wie erlangt man Erkenntnisse der höheren Welten?* (GA 10). *Aus der Akasha-Chronik* (GA 11). *Die Stufen der höheren Erkenntnis* (GA 12).
1910	*Die Geheimwissenschaft im Umriß* (GA 13)
1910–1913	In München werden die *Vier Mysteriendramen* (GA 14) uraufgeführt.
1911	*Die geistige Führung des Menschen und der Menschheit* (GA 15).
1912	*Anthroposophischer Seelenkalender. Wochensprüche* (in GA 40, und selbständige Ausgaben). *Ein Weg zur Selbsterkenntnis des Menschen* (GA 16).
1913	Trennung von der Theosophischen und Begründung der Anthroposophischen Gesellschaft. *Die Schwelle der geistigen Welt* (GA 17).
1913–1922	Errichtung des in Holz als Doppelkuppelbau gestalteten ersten Goetheanum in Dormach/Schweiz. Im gleichen Zeitraum entstanden in Dornach ebenfalls nach Entwürfen Rudolf Steiners mehrere Wohn- und Zweckbauten, so das Haus Duldeck, Haus de Jaager, drei Eurythmiehäuser, Heizhaus, Transformatorenhäuschen, Glashaus, Verlagshaus u. a.
1914–1923	Dornach und Berlin. In Vorträgen und Kursen in ganz Europa gibt Rudolf Steiner Anregungen für eine Erneuerung auf vielen Lebensgebieten: Kunst, Pädagogik, Naturwissenschaften, soziales Leben, Medizin, Theologie. Weiterbildung der 1912 inaugurierten neuen Bewegungskunst «Eurythmie».

1914 *Die Rätsel der Philosophie in ihrer Geschichte als Umriß dargestellt* (GA 18).

1916–1918 *Vom Menschenrätsel* (GA 20). *Von Seelenrätseln* (GA 21). *Goethes Geistesart in ihrer Offenbarung durch seinen «Faust» und durch das «Märchen von der Schlange und der Lilie»* (GA 22).

1919 Rudolf Steiner vertritt den Gedanken einer «Dreigliederung des sozialen Organismus» in Aufsätzen und Vorträgen, vor allem im süddeutschen Raum. *Die Kernpunkte der sozialen Frage in den Lebensnotwendigkeiten der Gegenwart und Zukunft* (GA 23). *Aufsätze über die Dreigliederung des sozialen Organismus* (GA 24). Im Herbst wird in Stuttgart die «Freie Waldorfschule» begründet, die Rudolf Steiner bis zu seinem Tode leitet.

1920 Beginnend mit dem Ersten anthroposophischen Hochschulkurs finden im noch nicht vollendeten Goethanum fortan regelmäßig künstlerische und Vortragsveranstaltungen statt.

1921 Begründung der Wochenschrift «Das Goetheanum» mit regelmäßigen Aufsätzen und Beiträgen Rudolf Steiners (in GA 36).

1922 *Kosmologie, Religion und Philosophie* (GA 25).
In der Silversternacht 1922/23 wird der Goetheanumbau durch Brand vernichtet. Für einen neuen in Beton konzipierten Bau kann Rudolf Steiner in der Folge nur noch ein erstes Außenmodell schaffen.

1923 Unausgesetzte Vortragstätigkeit, verbunden mit Reisen. Zu Weihnachten 1923 Neubegründung der «Anthroposophischen Gesellschaft» als «Allgemeine Anthroposophische Gesellschaft» unter der Leitung Rudolf Steiners.

1923–1925 Rudolf Steiner schreibt in wöchentlichen Folgen seine unvollendet gebliebene Selbstbiographie *Mein Lebensgang* (GA 28) sowie *Anthroposophische Leitsätze* (GA 26), und arbeitet mit Dr. Ita Wegman an dem Buch *Grundlegendes für eine Erweiterung der Heilkunst nach geisteswissenschaftlichen Erkenntnissen* (GA 27).

1924 Steigerung der Vortragstätigkeit. Daneben zahlreiche Fachkurse. Letzte Vortragsreisen in Europa. Am 28. September letzte Ansprache zu dem Mitgliedern. Beginn des Krankenlagers.

1925 Am 30. März stirbt Rudolf Steiner in Dornach.

RUDOLF STEINER GESAMTAUSGABE

Überblick über das literarische und künstlerische Werk

Erste Abteilung: Die Schriften

I. Werke

Goethes Naturwissenschaftliche Schriften, eingeleitet und kommentiert von R. Steiner, 5 Bände (GA 1a–e); separate Ausgabe der Einleitungen (GA 1)
Grundlinien einer Erkenntnistheorie der Goetheschen Weltanschauung (GA 2)
Wahrheit und Wissenschaft. Vorspiel einer «Philosophie der Freiheit» (GA 3)
Die Philosophie der Freiheit (GA 4)
Friedrich Nietzsche, ein Kämpfer gegen seine Zeit (GA 5)
Goethes Weltanschauung (GA 6)
Die Mystik im Aufgange des neuzeitlichen Geisteslebens und ihr Verhältnis zur modernen Weltanschauung (GA 7)
Das Christentum als mystische Tatsache und die Mysterien des Altertums (GA 8)
Theosophie. Einführung in übersinnliche Welterkenntnis und Menschenbestimmung (GA 9)
Wie erlangt man Erkenntnisse der höheren Welten? (GA 10)
Aus der Akasha-Chronik (GA 11)
Die Stufen der höheren Erkenntnis (GA 12)
Die Geheimwissenschaft im Umriß (GA 13)
Vier Mysteriendramen: Die Pforte der Einweihung – Die Prüfung der Seele – Der Hüter der Schwelle – Der Seelen Erwachen (GA 14)
Die geistige Führung des Menschen und der Menschheit (GA 15)
Anthroposophischer Seelenkalender (in GA 40)
Ein Weg zur Selbsterkenntnis des Menschen (GA 16)
Die Schwelle der geistigen Welt (GA 17)
Die Rätsel der Philosophie in ihrer Geschichte als Umriß dargestellt (GA 18)
Vom Menschenrätsel (GA 20)
Von Seelenrätseln (GA 21)
Goethes Geistesart in ihrer Offenbarung durch seinen «Faust» und durch das «Märchen von der Schlange und der Lilie» (GA 22)
Die Kernpunkte der sozialen Frage in den Lebensnotwendigkeiten der Gegenwart und Zukunft (GA 23)
Aufsätze über die Dreigliederung des sozialen Organismus und zur Zeitlage 1915–1921 (GA 24)
Kosmologie, Religion und Philosophie (GA 25)

Anthroposophische Leitsätze (GA 26)

Grundlegendes für eine Erweiterung der Heilkunst nach geisteswissenschaftlichen Erkenntnissen. Von Dr. Rudolf Steiner und Dr. Ita Wegman (GA 27)

Mein Lebensgang (GA 28)

II. Gesammelte Aufsätze

Gesammelte Aufsätze zur Dramaturgie 1889–1900 (GA 29)

Methodische Grundlagen der Anthroposophie. Gesammelte Aufsätze zur Philosophie, Naturwissenschaft, Ästhetik und Seelenkunde 1884–1901 (GA 30)

Gesammelte Aufsätze zur Kultur- und Zeitgeschichte 1887–1901 (GA 31)

Gesammelte Aufsätze zur Literatur 1886–1902 (GA 32)

Biographien und biographische Skizzen 1894–1905 (GA 33)

Lucifer–Gnosis. Grundlegende Aufsätze zur Anthroposophie und Berichte aus der Zeitschrift «Luzifer» und «Lucifer-Gnosis» 1903–1908 (GA 34)

Philosophie und Anthroposophie. Gesammelte Aufsätze 1904–1918 (GA 35)

Der Goetheanumgedanke inmitten der Kulturkrisis der Gegenwart. Gesammelte Aufsätze aus der Wochenschrift «Das Goetheanum» 1921–1925 (GA 36)

III. Veröffentlichungen aus dem Nachlaß

Briefe – Wahrspruchworte – Bühnenbearbeitungen – Entwürfe zu den vier Mysteriendramen 1910–1913 – Anthroposophie. Ein Fragment aus dem Jahre 1910 – Gesammelte Skizzen und Fragmente – Aus Notizbüchern und -blättern (GA 38–47)

Zweite Abteilung: Das Vortragswerk

I. Öffentliche Vorträge

Die Berliner öffentlichen Vortragsreihen («Architektenhaus-Vorträge») 1903/04 bis 1917/18 (GA 51–67)

Öffentliche Vorträge, Vortragsreihen und Hochschulkurse an andern Orten Europas 1906–1924 (GA 68–84)

II. Vorträge vor Mitgliedern der Anthroposophischen Gesellschaft

Vorträge und Vortragszyklen allgemein-anthroposophischen Inhalts – Evangelien-Betrachtungen – Christologie – Geisteswissenschaftliche Menschenkunde – Kosmische und menschliche Geschichte – Die geistigen Hintergründe der sozialen Frage – Der Mensch in seinem Zusammenhang mit dem Kosmos – Karma-Betrachtungen (GA 91–244)

Vorträge und Schriften zur Geschichte der anthroposophischen Bewegung und der Anthroposophischen Gesellschaft – Veröffentlichungen zur Geschichte und aus den Inhalten der Esoterischen Schule (251–270)

III. Vorträge und Kurse zu einzelnen Lebensgebieten

Vorträge über Kunst: Allgemein-Künstlerisches – Eurythmie – Sprachgestaltung und Dramatische Kunst – Musik – Bildende Künste – Kunstgeschichte (GA 271–292)

Vorträge über Erziehung (GA 293–311)

Vorträge über Medizin (GA 312–319)

Vorträge über Naturwissenschaft (GA 320–327)

Vorträge über das soziale Leben und die Dreigliederung des sozialen Organismus (GA 328–341)

Vorträge und Kurse über christlich-religiöses Wirken (GA 342-346)

Vorträge für die Arbeiter am Goetheanumbau (GA 347–354)

Dritte Abteilung: Das künstlerische Werk

Reproduktionen und Veröffentlichungen aus dem künstlerischen Nachlaß

Originalgetreue Wiedergaben von malerischen und graphischen Entwürfen und Skizzen Rudolf Steiners in Kunstmappen oder als Einzelblätter: Entwürfe für die Malerei des Ersten Goetheanum – Schulungsskizzen für Maler – Programmbilder für Eurythmie-Aufführungen – Eurythmieformen – Entwürfe zu den Eurythmiefiguren – Wandtafelzeichnungen zum Vortragswerk, u. a.

Die Bände der Rudolf Steiner Gesamtausgabe sind innerhalb einzelner Gruppen einheitlich ausgestattet. Jeder Band ist einzeln erhältlich. Ausführliche Verzeichnisse können beim Verlag angefordert werden.